U0338516

高血压
怎么吃

随身查

张汝峰 编著

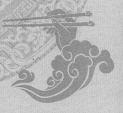

天津出版传媒集团

天津科学技术出版社

图书在版编目（CIP）数据

高血压怎么吃随身查 / 张汝峰编著 . --- 天津：天津科学技术出版社，2013.6（2024.4 重印）

ISBN 978-7-5308-7962-7

Ⅰ.①高… Ⅱ.①张… Ⅲ.①高血压 – 食物疗法 Ⅳ.①R247.1

中国版本图书馆 CIP 数据核字（2013）第 121288 号

高血压怎么吃随身查

GAOXUEYA ZENMECHI SUISHENCHA

策划编辑：杨　譞

责任编辑：孟祥刚

责任印制：兰　毅

出　　版	天津出版传媒集团
	天津科学技术出版社
地　　址	天津市西康路 35 号
邮　　编	300051
电　　话	（022）23332490
网　　址	www.tjkjcbs.com.cn
发　　行	新华书店经销
印　　刷	三河市万龙印装有限公司

开本 880×1230　1/64　印张 5　字数 280 000

2024 年 4 月第 1 版第 2 次印刷

定价：58.00 元

高血压是现代人常患的疾病之一。高血压被称为"隐形杀手"，虽然它对身体的损害往往不易被察觉，但它在人类十大死因中排名第二。更加可怕的是，如果高血压的状况长期持续下去，还会引起中风、心血管疾病、肾病等一系列并发症。除了致命以外，身患高血压还会让人们的生活品质大打折扣。

目前，关于高血压的各种预防知识在不断普及，医疗技术也比较发达，能够帮助患者较好地控制高血压，但是每年患高血压的人数依然在增加，症状不断加重的患者也为数不少。这是为什么呢？过大的工作压力、快节奏的现代生活，让人们习惯了不规律的饮食，经常饥一顿饱一顿，或者吃一些盐分过高或者高热量的快餐。在有机会享受大餐的时候，又往往贪求口舌之欲，不注意营养和健康，只图大快朵颐。饮食不规律、饮食结构不合理正是导致高血压的罪魁祸首。不会吃，让很多人"吃"出了高血压。

对高血压患者而言，病情的控制不仅需要医护人员的指导，更需要自己和家人的配合；药物的治疗不可忽视，知道怎么吃尤为重要。俗话说，"病从口入"，这就需要患者在生活的各个方面，尤其是饮食上格外注意

前言

1

和留神，进行良好的自我管理和自我检测。但若没有丰富的相关知识，可能一时疏忽就吃错了，血压值当然不会降低。也有些患者草木皆兵，什么都不敢吃，让自己的饮食单调乏味。想要战胜高血压，必须进行合理的饮食控制，必须知道吃什么、怎么吃。本书正是高血压护理专家根据自身多年的高血压研究和护理经验，根据患者的需要，对患者进行的详细指导。书中先系统介绍了关于高血压的基本知识，又提出了防治高血压的2大营养攻略及战胜高血压的5大食疗技巧，并针对经常困扰患者的一些常见食疗问题予以解答，对一些错误的饮食观念予以澄清，还详细介绍了55种可降压食材和76道美味菜肴，让高血压患者能够吃出健康。

　　健康是人的基本权利，是幸福快乐的基础。让我们一起翻开本书，来了解"降压密码"，"吃"掉高血压，吃出好身体。

第一章　认识高血压的4个关键词

第二章　防治高血压的2大营养攻略

第三章　高血压患者的5大食疗技巧

第四章　关于高血压食疗的11个疑问解答

第五章 有效降低血压的55种食材

第六章　高血压食疗的76道美味佳肴

副菜类 265

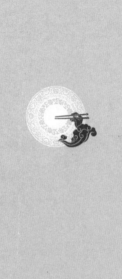

第一章

认识高血压的4个关键词

高血压正严重威胁人们的健康，是人类十大死因之一。遗憾的是，大多数患者对高血压的认识非常有限，要战胜高血压，就必须先了解它。那么，就让我们通过4个关键词来认识高血压吧。

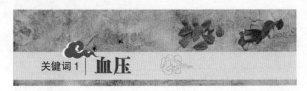

关键词 1 | 血压

> 随着人们对医疗卫生保健知识的不断增加，大家对自己的健康越来越关心，很多人都十分关心自己的血压是否正常，是否患有高血压。
>
> 要想对高血压有全面的认识，首先要从认识人体的血压开始。

什么是血压

血液内含有氧气和营养，经由血管不断地送往全身的部位，维持生命不可或缺的血液循环，促使血液流动所需的压力，特别是遍及血管和动脉壁的压力，称之为血压。

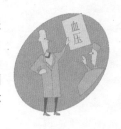

血压的最佳测量方法

血压在一天之中会有波动，尤其当面临重要工作或在人多的场合发言时，即使是一个正常人，血压也会一下子升高 2.7~4 千帕（20~30 毫米汞柱）。

为了较客观地测得自己的血压，应交叉时间进行

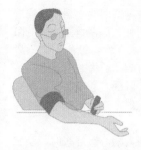

测量，最少测三四次，而且要尽可能在轻松平静的状态下测量。

血压的正确测量法及其测量要领：

尽可能在温暖、安静的环境中测量。测量前安静地待数分钟。假如系了领带，要先松开领带，解开衬衫纽扣。测量之前，先上厕所。血压计缠臂的部分应与心脏在同一高度。心情确实难以平静时，做几次深呼吸后再重新测量。服用降压药期间，遵照医生指示，在站立或侧卧状态下进行测量。

当血压比以前略高或略低时，要保持平静心态，不可血压一升高就焦虑忧愁，一降低就得意忘形。

平时自测血压以了解身体状况，但一年之中至少由医生测量两三次，应由医生判断血压的测量结果。

❤ 最大血压和最小血压

血液循环：将血液输送到全身，便是利用心脏收缩的作用。具有收缩功能的心脏，将血液经由血管输送到全身的系统，称之为循环系统。

血压：促使血液流动所需的压力，特别是遍及血管和动脉壁的压力，称之为血压。

收缩压（高压）：血压透过所谓的收缩作用输送血液（心跳次数）次数多的时候，假使血液流动的阻力（总末端神经系统阻力）增大，将会造成血压升高。

其中的含义让我们以心脏收缩的构造来说明。

收缩压（高压）：只要心脏的左心室收缩，便会将心脏的血液输往大动脉，这时所产生的数值就称为收缩压，也就是高压。

舒张压（低压）：就是当人的心脏舒张时，动脉血管弹性回缩时，产生的压力称为舒张压，又叫低压。舒张压值的高低取决于动脉壁的弹性和小动脉阻力的影响。

阻力血管：血液流到细小动脉时空间开始变狭小，阻力开始增大，使舒张期的血压变高。细小动脉因血液流动时产生阻力的情形，因此又称为阻力血管。动脉硬化情况持续下去，交感神经的律动变得更加活跃的话，将会使阻力增大。

✔ 脉压过大须多加注意

以前据说脉压小不太好，但现在取而代之的是脉压过大才是不好的现象。

（1）脉压是指收缩期（最大）血压和舒张期（最小）血压的差距

收缩期的血压不变而舒张期的血压升高，此时脉压会变小，相反的，舒张期的血压不变，收缩期的血压升高，脉压将会升高。

（2）脉压主要是依据大动脉的弹性而定

年长者如果有持续大动脉硬化的现象，使得弹性变小，贮存血液的能力便会减弱，而进入大动脉的血液因和急速送至末端的细小动脉的阻力互相撞击，使得收缩压增高。

另一方面，舒张压贮存于大动脉的血量过小而变低，将使脉压变大。上述的情形可称为收缩期高血压。也就是说，年长者可以透过大动脉的弹性判断脉压的大小。

（3）心脏跳动量增加也是信号之一

心脏是靠着左心室的收缩日夜不休地输送血液。每收缩一回心脏送出的血液量（心跳1次）×1分钟的心跳次数就等于心脏跳动量。心跳次数是根据心脏肌肉的收缩能力和大静脉从心脏的右心房返回静脉的回流量、交感神经系统、副交感神经系统等自律神经调节而定。

正常安静时心脏跳动量1分钟约5升，运动时测量增加5~6倍，并将氧气、养分供给至全身。然而因为同时末梢的动脉扩张使总末梢动脉的阻力下降，让血压并不会因此升高。另一方面，因食盐摄取过多，使肾脏功能减弱，而造成排出食盐的尿液功能变差，将会使得静脉回流量增加，心跳次数增加，血压因而上升。

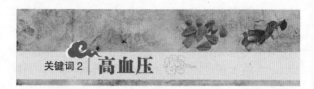

关键词2 | **高血压**

高血压是现代人最常患的疾病之一，而患高血压者往往不容易察觉。也因此容易造成置之不理的情形，如果高血压的状况长期持续下去，还会带来一系列并发症，所以高血压又称为"沉默杀手"。我们只有对高血压有了充分的了解，才能更好地预防和治疗这位"沉默杀手"。

高血压的定义

高血压是指收缩压（SBP）和舒张压（DBP）升高的临床综合征。医学调查表明，血压有个体和性别的差异。一般说来，肥胖的人血压稍高于中等体格的人；女性在更年期前血压比同龄男性略低，更年期后动脉血压有较明显的升高。人群的动脉血压都随年龄增长而升高。所以很难在正常与高血压之间划一明确的界限。

根据调查研究表明，治疗高血压能降低一系列心血管疾病的发生、发展；求证医学的发展，使人们认识到理想血压的概念。这些医学的进步使高血压的定义不断得到修改和完善。1999年，世界卫生组织、国际高血压学会（WHO/ISH）根据世界范围的高血压研究成果及近百年来高血压防治中的实践经验总结，经过反复研究，第四次修改了高血压处理指南，并确定了新的高血压定义与诊断分级标准，规定收缩压≥18.67千帕（140毫米汞柱）和（或）舒张压≥12.0千帕（90毫米汞柱）为高血压。

高血压的分类

高血压可按病因和人群进行分类。

（1）按病因分类

按照病因将高血压分为原发性与继发性两种。

①原发性高血压：原发性高血压是指发病机制尚未完全明了，而临床上又以体循环动脉压升高为主要表现的一种疾病，占人群高血压患者的95%以上。动脉压升高

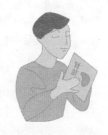

主要是由于周围小动脉阻力增高所致，可伴有不同程度的心排血量和血容量的增加。一般说来，原发性高血压的确定是在排除继发性高血压以后才能进行，即使已经确定了原发性高血压，也应给患者明确发病因素。确定的发病因素有遗传、肥胖、高盐饮食、饮酒、精神紧张等，并指导患者消除这些危险因素，降低血压，预防心血管疾病。

②继发性高血压：继发性高血压是指由于患者患

了某些比较明确的疾病，这些疾病常常伴有血压升高，即高血压是那些疾病的一个症状或体征，这些患者血压升高的原因基本明确，故称为继发性高血压。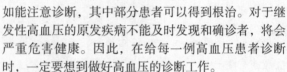

继发性高血压虽只占高血压人群的 1%~5%，但因其病因明确，如能注意诊断，其中部分患者可以得到根治。对于继发性高血压的原发疾病不能及时发现和确诊者，将会严重危害健康。因此，在给每一例高血压患者诊断时，一定要想到做好高血压的诊断工作。

（2）按患者人群分类

①老年人高血压：高血压在 60 岁或以上的人群中是最为常见的疾病。但随着流行病学和临床观察研究的进展，目前并未能得出老年人高血压需另有诊断标准。WHO/ISH 在 1999 年未再给老年人确定独立的高血压诊断标准，但进一步认识到收缩期高血压是老年人中最为常见的类型，并了解到即使是单纯收缩压的升高，给患者带来的靶器官的损害等不良后果与舒张压升高是同样严重的。同时，降低老年人升高的血压同样会减少冠心病、脑卒中、心力衰竭和肾功能不全的发病和死亡。因此，对老年人的血压升高已不再认为是老龄化过程中的自然生理性改变。一些收缩期高血压老年病人中期治疗目标是使收缩压低于 21.33

千帕（160毫米汞柱），但最终目标仍然希望和年轻人一样低于18.66/12.0千帕（140/90毫米汞柱）。

②儿童高血压：流行病学研究表明，有些成人原发性高血压始于儿童，因此，对儿童高血压的研究是探讨促使血压升高的因素及其控制（或改变）措施的最好途径。但对儿童的研究不同于成年人（如对象的选择、血压的测量、血压升高的定义），要有更为严密的设计和研究方法，才能得出科学的结论。

③妇女高血压：妇女高血压包括妊娠时高血压，其诊断有其特殊性。

④特殊类型高血压：目前高血压治疗按照个体化的原则，结合病人的具体情况将高血压分为不同的类型，例如顽固性高血压，白大衣高血压，伴有心、脑、肾损害的高血压，伴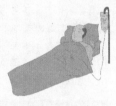有糖尿病、高脂血症等特殊情况的高血压，特别是夜间高血压和清晨高血压目前正在引起人们的重视。

高血压是一种状态不是病

高血压不能统统都说是病。当医生诊断为高血压时，应进一步做全面的身体检查。如果是因为肾脏或副肾等出现病变而导致的高血压，称为继发性（症候性）高血压。这种类型的高血压患者以年轻人居多。

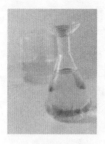

对于这类高血压应先找病因，对症治疗，血压将随病愈而下降。

很多高血压患者即使进行全面细致的检查也找不出引起高血压的病变，这种类型称之为原发性高血压。40岁以上的高血压患者大都属于这一类。我们通常所说的高血压一般指原发性高血压。

医学研究证实，高血压与遗传及饮食、生活习惯等关系密切，目前对高血压仍无法彻底治愈。近年来医学界开发了各种新药，可以使高血压患者的病情有所缓解或得以控制，享受和正常人一样的生活。但是高血压患者不能只依赖药物，还应当辅以食疗方法，以及改变生活习惯来保持健康，否则仍然会出现各种健康问题。

☞ 怎样才算高血压

关于这一点，判断的标准不尽相同。通常，去医院测量血压（随机血压）时，如果收缩压超过18.66千帕（140毫米汞柱），舒张压超过12.0千帕（90毫米汞柱），或收缩压、舒张压任何一种超过正常范围时，就算是高血压。

正常的血压范围因年龄不同而有差别。年轻人血压超过18.66/12.0千帕（140/90毫米汞柱），而中、老年人超过21.33/12.0千帕（160/90毫米汞柱），即诊断为高血压。

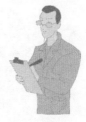

高血压患者如果没有什么特殊紧急情况，一般不提倡服用降压药。但是患者要定期测量血压，进行必要的检查，以便随时监测身体健康状况。

判断高血压类型时，需参考患者的年龄、血压值、家族中有无高血压病史，以及尿液、血液、胸部X光照片、心电图等的检查结果。如果怀疑为继发性高血压，应进一步做多项更深入的检查。

高血压的常见症状

高血压的常见症状有哪些呢？

头晕：为高血压最常见的症状。有些是瞬间性的，常在突然下蹲或起立时出现；有些是持续性的。头晕是病人的主要痛苦所在，其头部有持续性的沉闷不适感，严重地妨碍思考、影响工作，对周围事物失去兴趣。当出现高血压病症或椎－基底动脉供血不足时，可出现与内耳眩晕症相类似的症状。

头痛：是高血压常见症状，多为持续性钝痛或搏动性胀痛，甚至有炸裂样剧痛，疼痛部位多在额头两旁的太阳穴和后脑勺，常在早晨睡醒时发生，起床活动及饭后逐渐减轻。

烦躁、心悸、失眠：高血压病患者性情多较急躁，遇事敏感，易激动。心悸、失眠较常见，失眠多为入睡困难或早醒、睡眠不实、梦多、易醒。这与大脑皮质功能紊乱及植物神经功能失调有关。

注意力不集中，记忆力减退：早期多不明显，但随着病情发展而逐渐加重。表现为注意力容易分散，近期记忆减退，常对近期的事情很难记住，对过去的事如童年时代的事情却记忆犹新。因频繁发生而令人苦恼，故常成为促使病人就诊的原因之一。

肢体麻木：常见手指、脚趾麻木或皮肤如蚁行感，或颈背肌肉紧张、酸痛，部分病人常感手指不灵活。一般经过适当治疗后可以好转，但若肢体麻木较顽固，持续时间长，而且固定出现于某一肢体，并伴有肢体乏力、抽筋、跳痛时，应及时到医院就诊，预防中风发生。

出血：由于高血压可致动脉硬化，使血管弹性减退，脆性增加，故容易破裂出血。首先以鼻出血多见，其次是结膜出血、眼底出血、脑出血等，据统计，在大量鼻出血的病人中，大约有 80% 患有高血压。

综上所述，当病人出现莫名其妙的头晕、头痛或上述其他症状时，都要考虑是否患了高血压病。应及时去医院做进一步的检查，确诊是否已经患上高血压，避免病情进一步发展。

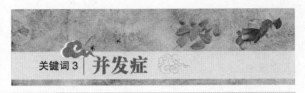

关键词3 | 并发症

> 由于动脉压持续升高引发全身小动脉硬化，从而影响组织器官的血液供应，可造成各种严重后果，这就是高血压的并发症。在高血压的各种并发症中，以心、脑、肾的并发症最为显著。

高血压为什么这么恐怖

高血压对心脏和血管都有一定影响。

（1）血压高对心脏的影响

身体的血管壁长期受到强大压力冲击，弹性渐失，当血管失去弹性变硬时，血压的流动更不顺畅，心脏只好更用力收缩，让血液能顺利将营养素及养分带到各个部位，长期下来，负责利用收缩压力将全心脏含氧血液送至全身的左心室会渐渐肥大，心壁的厚度便会跟着增加。

（2）血压高对血管的影响

血压高对血管的影响通过两种方式表现，一是破裂，一是粥状硬化引发阻塞。小血管较细薄，易发生破裂情形，大动脉较厚粗，易发生粥状硬化。

①血管破裂：血压愈高，血管壁的压力愈大，且

会慢慢变硬、变窄，弹性不再，血管因而变得脆弱。倘若血压突然蹿升，血管壁承受不了过大的压力，便会破裂。如脑出血，常称为出血性卒中，还有蛛网膜下腔出血。

②粥状硬化引发阻塞：血管内壁在长期高血压、高血脂、糖尿病、抽烟等危险因子影响下造成损伤，低密度脂蛋白胆固醇得以渗透并局部积留于动脉内膜下，并在引起发炎反应及白血球进入内膜下，蜕变为巨噬细胞，吞噬脂蛋白，最后发展成为动脉硬化斑块。

若斑块出现裂痕或破裂，会吸引血小板黏结、聚集，形成血栓，阻塞动脉血流。临床常见的脑血栓形成，即缺血性卒中，还有脑栓塞、脑梗死。

🖐 高血压的并发症

高血压造成血管病变，当血管病变发生，身体各器官组织会跟着出现损伤，脑部、心脏、主动脉、肾脏和眼底是影响最大的部分。

脑部：高血压造成血管阻塞，当阻塞发生在脑部，会导致阻塞性中风，如脑血栓与脑栓塞。脑血栓是大脑内部动脉血管壁上出现血凝块，完全堵住血管；脑栓塞的血凝块则来自脑部以外，跟着循环系统流入脑血管，造成阻塞。不论是脑血栓或脑栓塞，都会阻塞、阻挡氧气与养分通过，易造成组织死亡，引发中风。

当破裂效应发生在脑部，会导致出血性中风，这是较少见的脑中风。当破裂的血管主要在脑组织内、接近脑部表面血管，为脑内出血，患者会失去意识，或立即在一二小时内发展成半身不遂。当破裂血管位于蛛网膜下腔的脑血管，血液会大量流出累积在蛛网膜下腔，造成蛛网膜下腔出血，患者会剧烈头痛，但不会立即失去意识或中风。

心脏：高血压对血管造成的强大压力，会让血管变硬、管径变窄，不利于血液的输送，为了让血液能顺利送往全身，心脏只好更用力收缩，长期下来，左心室会肥大。当血管病变发生在冠状动脉时，会造成缺血性心脏病（狭心症）的发生，如心绞痛、心肌梗死。

主动脉：高血压易促使血管硬化，造成动脉壁的坏死，主动脉剥离就是因为血管内层及中层受不了压力，造成血管破裂，血液冲向内、中层间进行撕裂，造成血管剥离的现象。发生时会产生剧烈的疼痛，疼痛部位和发生部位有关。

肾脏：当肾脏内的微血管承受不住过高的血压而发生破裂，会影响器官组织运作，降低肾脏的功能，若没有加以控制，可能会导致肾衰竭。此外，血管的病变也会造成肾脏功能不全、胃硬化等。

眼底：高血压对眼睛所造成的并发症，来自血管病变。当视网膜上的血管系统发生病变，无法提供足够的养分让眼睛维持正常功能，眼底并发症因此产生，如眼动脉硬化、痉挛、眼底出血或渗出液、视乳突水肿等。

知识小百科

冬天食用香蕉可降血压

香蕉能为人体提供降低血压的钾离子，而能升压和损伤血管的钠离子含量很低。尿钾上升、血压下降，特别是在原发性高血压病中，钾对血压的影响比钠离子更大，限钠增钾，对防治原发性高血压及脑溢血有明显针对性。

日本科学家从香蕉中发现一种能抑制血压升高的物质——血管紧张素转化酶抑制物质。因此经常食用香蕉对防治高血压有益。香蕉虽好，每天只能吃2个，多了既不吸收又有点浪费。

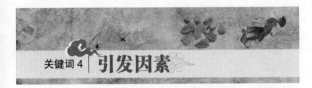

关键词4 | 引发因素

高血压是一种常见病、多发病，但我们没有必要为此恐慌，因为高血压病有它的好发人群。通过流行病学调查和研究，目前认为高血压的患病概率与下列因素有密切的关系。引发高血压的原因有很多，以下我们详细介绍引起高血压的因素。

遗传因素

高血压会遗传吗？

不会，但会引起高血压的体质遗传。

根据医学界的研究，无论是高血压、低血压或者正常血压，血压的遗传因素很强，但这并不意味着父母有高血压，子女就一定有高血压，值得注意的是不当的饮食习惯容易引发高血压。例如父母双方皆因饮食口味嗜重咸而患有高血压，子女随着父母养成这种习惯，助长了遗传的因素，成长后罹患高血压的可能性就相对较大。

高血压的体质虽然会遗传，但还是有很多方式可以改变这种体质。预防胜于治疗的原则，不管套用在哪种疾病上皆成立。因此，运动、饮食、健康的生活形态，是预防高血压最基本也是最有效的方式。

养成清淡饮食、定期运动、作息正常的生活方式，即使遗传了高血压的体质，也能有效控制血压、稳定血压。遗传了正常血压体质的人，也应遵守这样的原则。

摄入食盐过多

在高血压众多的发病机制中，高盐饮食是引起高血压的一个重要原因，这已被越来越多的人所接受，但也有学者对这一说法持否定态度，如加拿大多伦多大学医学院教授、多伦多犹太医院高血压病研究所所长亚历山大·摩根医生，他说，"减少食盐摄入量不一定可以防止高血压，摄入大量食盐也不一定会让血压增高"。

（1）注意食盐中的钠

摄入食盐过多会使血压升高，其根本原因目前尚未完全弄清，但根据大量的调查研究可以推断出，这似乎是由食盐中的钠引起的。食盐进入人体后，分解成氯离子和钠离子，从而使血液中钠离子的含量增多，引起水钠潴留从而引发高血压。

不仅食盐中含有钠，化学调味品中也含有钠，故高血压患者不但要控制食盐的摄入量，也必须注意化学调味品的摄入量。

（2）减盐过度会导致什么结果

过度实行减盐饮食 2~3 年后，首先出现的症状是全身倦怠、无力、食欲不振，不久之后人就会变得茫然，从而引发壮年性或老年性痴呆症。

在人体中，食盐的主要功能是在体内分解为钠离子，调整细胞中渗透压的平衡。简单地说，就是占人体体重 2/3 的水具有由高处流向低处的特性，水分会从离子浓度低的地方向离子浓度高的地方流，使离子浓度达到平均；而钠离子正好和水相反，它是由离子浓度高的地方向离子浓度低的地方流，和水一起调整人体的平衡。如果过度实行减盐饮食，体内的钠离子减少，水的流动变为单向，大部分水就会流出体外，细胞功能会因此停滞，带来生命危险。因此，在平时的饮食中要特别注意不可食盐太多，但也不能不食用盐。

饮酒过量

关于饮酒是否会引起血压升高的问题，国内外的许多专家都对此进行了研究，如美国一项研究结果表明，在 5000 例 30~59 岁的人群中，若按世界卫生组织诊断高血压的标准（即收缩压 ≥ 21.33 千帕（160 毫米汞柱）且舒张压 ≥ 12.67 千帕（95 毫米汞柱）为高血压，则饮酒量与血压水平呈正相关，也就是说喝酒越多者血压水平越高。中国也有人进行过对照研究，结果发现饮酒者血压水平高于不饮酒者，特别是收缩压。有资料表明，每日饮酒 30 毫升，其收缩压可增高 0.53 千帕（4 毫米汞柱），舒张压可增高 0.27 千帕（2 毫米汞柱），患高血压的概率为 50%；每日饮酒 60 毫升，收缩压可增高 0.80 千帕（6 毫米汞柱），舒张压可增高 0.27~0.54 千帕（2~4 毫米汞柱），患高血压的概率为 100%。

为什么饮酒会使血压升高呢？其确切机理尚不清楚，可能与酒精引起交感神经兴奋、心脏输出量增加，间接引起肾素等其他血管收缩物质的释放增加有关。同时，酒精能使血管对多种升压物质的敏感性增加，从而导致血压升高。

但是，中医认为，少量饮酒可扩张血管、活血通脉、助药力、增食欲、消疲劳，所以一些针对病症的药酒可以少量饮用，特别是中风后遗症和冠心病患者，可适当选择某种药酒饮用，但要将量控制在最低限度。已有饮酒习惯的成年人，应限制饮酒量，每天喝白酒最好不超过 50 克。

因此，专家们建议：

①要劝阻儿童和青少年饮酒。

②已有高血压或其他心血管疾病者一定要戒酒。

③已有饮酒习惯的成年人应限制饮酒量，每天饮白酒最好不要超过 50 克。

④节假日或亲友相会时可适量饮些低度酒。

还应切记：

①控制饮酒量。

②控制下酒菜的含盐量，不可摄入过多食盐。

③尽量在家中饮酒。

④患有高血压并发症、脑动脉硬化症或肝脏不好的人应戒酒。

此外，酒是一种高热量的饮料，那些节食后仍不能减肥的人，应考虑是否与饮酒过量有关。那么，可否饮酒后相应地少吃米饭，从而保持热量平衡呢？这是行不通的，因为酒中不含除糖以外的其他营养成分，长期这样做会造成营养不良，影响身体健康，所以发胖的人还是少量、有节制地饮酒最好。

✆ 肥胖、便秘

肥胖和便秘已成为现代社会最常见的两种疾病，它们也很容易引起高血压。

（1）肥胖会使血压上升

很多人会问，为什么肥胖会使血压上升？研究指出，因为肥胖者的脂肪组织大量增加，扩充了血管，血液循环量相对增加，在正常心率的情况下，心搏出量要增加许多，心脏长期负担过重就会导致左心室肥厚，血压升高。

肥胖者的肾上腺皮质功能亢进及一定程度的水钠潴留，又进一步增加了血液循环量，使血压升高加剧。

专家在总结肥胖者高血压特点时指出：

①肥胖者的高血压与血容量、肾素水平无相关性。

②肥胖者的全身血管阻力低于消瘦者。

③当体重下降后，血压可降低，若体重在一年内减少 8000 克，收缩压可下降 2.40 千帕（18 毫米汞柱），舒张压可下降 1.73 千帕（13 毫米汞柱）。

（2）便秘也会使血压上升

普通人大便时如果用力过猛，血压也会突然升高，高血压患者大便时当然就更容易使血压上升了，有不少高血压患者就因为在大便时用力过大而引发了脑溢血，因此高血压患者切不可忽视便秘。

要想预防便秘，就要注意平时的饮食，最根本的方法是要常摄取富含纤维素及水分的食物。当然，便秘类型不同，饮食情况也应有所不同。

便秘者只有在迫不得已时方可使用泻药或灌肠，因为使用泻药或灌肠会加重病情，易造成习惯性便秘，以致更难自然排便，所以治疗便秘要尽可能采用科学的食物疗法。

🩺 肝脏疾病

肝是人体内最大的器质性脏器，重 1200~1500 克，左右径约 25 厘米，前后径约 15 厘米，上下径约 6 厘米。

肝的血液供应有 25%~30% 来自肝动脉，70%~

75%来自门静脉。但由于肝动脉压力大、血液的含氧量高，所以它供给肝的氧量是肝所需氧量的40%~60%。门静脉汇集来自肠道的血液，将营

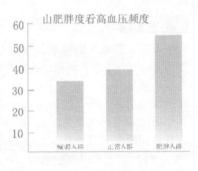

养成分输送到肝脏合成加工。

当肝脏出现病变时，人们就会出现以下症状：心窝感到胀闷，右上腹部闷痛，黑斑增加，四肢麻痹；口臭、食欲不振，有恶心感觉；全身倦怠感日趋严重，持续性微热或并发恶寒；注意力不容易集中，脸色灰暗，皮肤呈黄疸色或觉瘙痒，尿液变为啤酒色，便秘且便色灰白。

全身的70%运转功能都是由肝脏来主控与协助完成的，很多慢性病都是因肝功能的失常而直接或间接造成，如过敏、抗体低落、肥胖、神经质、痛风、高血压、脂肪肝等。

肝脏是脂肪酸合成与氧化、胆固醇合成、蛋白质合成及清除异常脂蛋白的主要场所，不少肝脏疾病都可引起脂代谢异常，所以当肝脏出现异常时也可能引发高血压。

糖尿病

不少人都认为糖尿病仅仅是血糖升高，只要控制住血糖就行了，其实糖尿病更严重的危害是可引发心血管并发症。中国约有1亿高血压患者，约2700万糖尿病患者（分Ⅰ型和Ⅱ型，其中Ⅱ型占95%）。Ⅱ型糖尿病与高血压关系密切，近40%的Ⅱ型糖尿病患者同时患有高血压，而在高血压患者中，则有5%~10%同时患有Ⅱ型糖尿病。

糖尿病是引发冠心病的高危因素，因此在糖尿病的诊断治疗过程中，也要注意检测心血管的各项指标，降糖、降压和调血脂，一项都不能少。

肾脏病变、内分泌紊乱

肾脏疾病是指原发于肾脏或其他脏器病变而影响到肾脏的一类疾病，其临床表现主要是尿液异常和肾脏局部的一些症状。中医学中肾脏疾病的含义更为广泛，包括了内分泌、生殖系统等病症。

人体内有很多分泌腺体，它们都具有分泌功能。分泌的方式可分为外分泌和内分泌两种。腺体产生的液体状分泌物通过导管输出，并直接输送到脏器的腔道或体表，称为外分泌。内分泌则是人体的一种特殊分泌方式，它是由内分泌腺分泌的。内分泌腺没有导管，其分泌物称为激素，它们是通过血液或淋巴输送到全身的，并且在特定的部位发挥作用。

第一章

防治高血压的2大营养攻略

导致现代人患高血压的两大重要因素，一为摄取盐分过多，二为饮食结构改变。因此，要注意从饮食上来调节血压。合理地摄取脂肪和蛋白质两大营养成分的同时，还要积极摄取能有效降压的微量元素。

攻略 1 合理摄取 2 大营养成分，保持营养均衡

构成人体最小的单位是细胞。我们吃食物的目的是从食物中摄取均衡的各大营养素以满足身体各种反应、各种活动的需要。而合理均衡地摄取蛋白质和脂肪则是降低高血压的关键。

蛋白质

蛋白质提供能量 4 千卡 / 克，占人体体重的 15%~20%，参与制造肌肉、血液、皮肤和许多其他的身体器官，增强免疫力，抵抗细菌和感染，调节人体内的水分平衡，维持体液，帮助伤口愈合，人体除了胆汁不是蛋白质构成，其他所有的东西都离不开蛋白质，包括我们的头发、指甲都含有蛋白质。

蛋白质能提高人体免疫力、体力、精力和记忆力。

蛋白质的主要来源有：鱼、禽、肉蛋中摄取动物蛋白，蔬菜、谷物、豆类中摄取植物蛋白。

缺乏时容易出现的症状：易得病、易疲劳、消瘦、水肿、神情呆滞，怀孕会使胎儿发育受阻。

在饮食疗法里，应尽量多吃植物性蛋白质。一般高血压患者每日每千克体重应摄入蛋白质 1 克，但是

病情控制不好或消瘦者，可将每日摄入的蛋白质增至1.2~1.5克；如果患者的体重为60千克，那么每日需摄取60克蛋白质或70~90克蛋白质，这些蛋白质中，1/3应该来自优质蛋白，如牛奶、鸡蛋、猪的精瘦肉、各种大豆等。

脂肪

脂肪提供能量9千卡/克，占人体体重13.8%，保证人体能量的吸收，就像汽车的备用油箱。脂肪保护内脏器官减少摩擦，并起固定五脏六腑的作用，促进脂溶性维生素的吸收，令皮肤有弹性。

脂肪的主要来源有：纯油脂——牛油、羊油、猪油、花生油、芝麻油等，肉类蛋类，乳制品及坚果。

缺乏脂肪时皮肤会干而无光，缺弹性，受到撞击内脏容易受伤。

据研究显示，脂肪的摄入量与动脉粥样硬化的发生发展有着密切关系，并且脂肪的摄入量增加很容易造成肥胖，高血压患者必须控制脂肪的摄入量，尤其是伴有肥胖症的高血压患者更应严格限制。

攻略 2 了解有效降低高血压的 13 种微量元素

摄取必要和适量的营养素，强化体内血管，是降低血压值的关键。选择合适的天然食物也是降低血压成分的重要方法。

TOP 01 》钙

◎降低血脂、防止血栓，还可强化动脉以降低血压

- **功能** 帮助睡眠、预防直肠癌、控制肌肉收缩、帮助血液凝集、维持心律正常、强化骨骼与牙齿、协助体内铁的代谢、促进神经系统的功能等。

- **作用** 人体血液中的钙具有降低血脂、防止血栓的功能，同时可以强化、扩张动脉血管，达到降低血压的成效。

- **食物来源** 芹菜、花椰菜、甘蓝菜、芥蓝、紫菜、黄豆、豆腐、牛奶、酸奶、小鱼干、虾米。

- **每日建议摄取量** 成人：800 毫克（约 800 克牛奶）。

- **缺乏时的症状** 骨质疏松，易骨折、肌肉痉挛等。

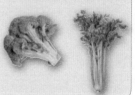

TOP 02 镁 ◎辅助心脏功能，降低罹患动脉硬化概率

- **功能** 制造 DNA，保持荷尔蒙正常运作，降低胆固醇，活化体内多种酵素系统，预防酒精中毒，是细胞新陈代谢的必需元素，保护心脏功能、辅助钙与钾的吸收，调控血压，协助蛋白质合成，调节神经细胞，具有松弛神经的作用，调节细胞渗透压，防止骨骼钙化，是构成骨骼的主要成分之一，维持人体酸碱平衡，参与体内细胞能量的转移与储存，维持肌肉正常功能，调节血糖。

- **作用** 镁是维持心脏正常运作的重要元素，能辅助心脏顺利收缩、跳动，将血液运送至全身。

- **食物来源** 小麦胚芽、燕麦、糙米、紫菜、海带、花生、核桃、杏仁、牛奶、黄豆、鲑鱼、鲤鱼、大蒜、香蕉、葡萄柚等。

- **每日建议摄取量** 成年男性：360 毫克（约 150 克花生）。成年女性：315 毫克（约 140 克花生）。

- **缺乏时的症状** 心悸、过敏、低血糖、动脉硬化、心律不齐、肌肉痉挛、食欲不振、血压升高等。

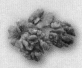

TOP 03 》》**钾**　　　◎有助于钠的代谢与排出，调节血压

●**功能**　规律心跳，利尿消水肿，排出多余盐分，稳固细胞结构，维持动脉健康，维持神经健康，协助肌肉收缩，刺激肠道蠕动，协助钠的代谢，控制血压，维持细胞内正常含水量等。

●**作用**　钾是一种电解质，存在于细胞内，当含量较高时，便会流向细胞外，排挤原本存在于细胞外的另一种电解质——钠，因此钾具有调节血压的功能。

●**食物来源**　糙米、杨桃、香蕉、桃子、橙子、柑橘、番石榴、榴莲、柚子、龙眼、猕猴桃、南瓜、茼蒿、菠菜、韭菜、胡萝卜、香菇、金针菇、黄豆、茶等。

●**每日建议摄取量**　成人：2000毫克（4~5根香蕉）。

●**缺乏时的症状**　疲倦无力、心跳减弱、头昏嗜睡、呼吸困难、食欲不振、恶心想吐、口干舌燥、心律不齐、胃肠蠕动迟缓、神经传导失常。

TOP 04 》硒　◎协助制造前列腺素，以控制血压，预防动脉硬化

- **功能**　防癌抗癌、延缓老化、增加抗体、活化淋巴系统、降低血压、降低血糖等。
- **作用**　硒是人体制造前列腺素不可或缺的元素，而前列腺素又具备了控制血压的功能，能使血管扩张，预防动脉硬化。
- **食物来源**　糙米、燕麦、大蒜、动物肝、肾脏等。
- **每日建议摄取量**　成年男性：70毫克。成年女性：50毫克。
- **缺乏时的症状**　心跳加快、充血性心脏衰竭、关节病变、肌肉疼痛、白化症、发育迟缓。

TOP 05 》黄酮　◎抑制血栓发生，有效调节血压

- **功能**　抗氧化、抗老化、抗凝血、调节血糖、提高免疫力、抑制癌细胞、预防动脉硬化、预防老年痴呆、降低低密度脂蛋白（坏胆固醇）。
- **作用**　黄酮有高抗氧化力，同时具备抗血栓、扩张血管，可使血液流通顺畅，达到调节血压的作用。
- **食物来源**　胡萝卜、草莓、苹果、葡萄、红茶、银杏等。

TOP 06 》膳食纤维 ◎降低胆固醇、脂肪与钠，预防动脉硬化与高血压

- **功能** 增加饱足感、预防动脉硬化、促进肠道蠕动、调整糖类、脂肪代谢、降低血中胆固醇含量。

- **作用** 水溶性膳食纤维能降低胆固醇，可预防动脉硬化与高血压。非水溶性的膳食纤维则能抑制脂肪与钠的吸收，有降低血压的作用。

- **食物来源** 豆类、蔬菜类、海藻类、水果类、全谷类。

- **每日建议摄取量** 成人：25~35克（约5份蔬果的量）。

TOP 07 》胜肽 ◎放松血管平滑肌，调节血压

- **功能** 降低血压、抑制食欲、提高免疫力、降低胆固醇、促进新陈代谢、促进钙质吸收等。

- **作用** 胜肽因能抑制体内的ACE酵素与血管紧缩素相互作用，避免血管内平滑肌收缩导致血压上升。

- **食物来源** 小麦、玉米、稻米、荞麦、鸡蛋、鸭蛋、黄豆、绿豆等。

TOP 08 芦丁 ◎保护并强化血管健康，促进血液循环流畅

- **功能** 抗凝血、扩张冠状动脉、降低血脂、预防动脉硬化、强化微血管、增强血管壁弹性等。

- **作用** 芦丁能抑制使血压上升的酵素活性，预防血压上升。

- **食物来源** 荞麦、枣子、山楂。

- **每日建议摄取量** 成人：30 毫克（约 1 小碗荞麦）。

TOP 09 γ－氨基酪酸 ◎清除体内中性脂肪，促进肾脏代谢钠元素

- **功能** 控制血糖、控制血压、缓解压力、帮助睡眠、减少中性脂肪、促进肝肾功能、抑制神经传导等。

- **作用** γ－氨基酪酸可借由刺激副交感神经的方式，来抑制交感神经的活动，避免血管过度收缩，达到稳定血压的作用。

- **食物来源** 糙米、胚芽米、泡菜、纳豆。

- **每日建议摄取量** 成人：500 毫克。

TOP 10 》胆碱 ◎代谢脂肪，预防动脉硬化，降低血压

●**功能** 胆囊调节、神经传导、镇定安神、降低血压、改善心绞痛、改善血液栓塞、形成卵磷脂、维护脑部健康、维护肾脏健康、促进肝脏功能、防止记忆力衰退、协助荷尔蒙制造、消除肝脏脂肪、代谢脂肪与胆固醇。

●**作用** 胆碱就是维生素B4，可以代谢脂肪、分解血液中的同型半胱氨酸，借此保护血管健康，预防动脉硬化，降低血压。

●**食物来源** 全谷类、包心菜、花椰菜、动物内脏、牛肉、蛋黄、豆类、乳制品、各种坚果、酵母菌。

●**每日建议摄取量** 成人：550毫克。

●**缺乏时的症状** 高血压、脂肪肝、动脉硬化、记忆力衰退、大脑功能受损、肾脏功能受损。

TOP 11 维生素 C

◎氧化胆固醇，畅通血流，平稳血压

●**功能** 抗癌，抗氧化，保护血管，提高免疫力，预防坏血病，促进伤口愈合，促进胶原的形成，增强白血球活性，保护维生素 A、维生素 E，维持骨骼正常运作，降低血液中的胆固醇，促进小肠铁、钙吸收，提供肠胃道酸性环境。

●**作用** 维生素 C 能将胆固醇氧化，变成胆酸排出，血液中的胆固醇一旦减少，就能降低动脉硬化的概率，使血流畅通、血管健康，血压自然能获得良好的控制。

●**食物来源** 绿色蔬菜、高丽菜、芥蓝菜、青椒、西红柿、橘子、柠檬、橙子、草莓、樱桃、猕猴桃、葡萄柚。

●**每日建议摄取量** 成人：60 毫克（约 1 颗葡萄柚）。

●**缺乏时的症状** 疲倦烦躁、体重下降、牙龈出血、皮下出血、毛囊出血、毛囊角质化、缺铁性贫血、肌肉关节疼痛、伤口不易愈合、皮肤色素沉淀、骨骼与牙齿发育不良。

TOP 12 >> 次亚麻油酸

◎ 促进前列腺素合成，降低血压

● 功能　抗凝血、调节血压、稳定血糖、预防动脉硬化、强化胰岛素作用、促进前列腺素分泌等。

● 作用　次亚麻油酸可与其他成分组合成一种类荷尔蒙物质——前列腺素。前列腺素有抗血栓、抗凝血与扩张血管等作用，维持血液流通顺畅，降低动脉压。

● 食物来源　燕麦、黄豆、黄豆制品、黄豆油、月见草油。

TOP 13 >> 牛磺酸

◎ 缓和紧张情绪，稳定血压

● 功能　抗氧化、抗痉挛、减少焦虑、稳定血糖、消除疲劳、保健视力、调节血压、提升肝功能、加强脂肪代谢、预防黄斑部退化、预防动脉硬化等。

● 作用　肾上腺素的分泌与交感神经敏感时，血压会上升，而牛磺酸能抑制上述两者。

● 食物来源　猪肉、牛肉、羊肉、鱼虾贝类。

第二章

高血压患者的5大食疗技巧

饮食疗法就是合理地控制饮食，使血压保持在理想的范围。高血压患者在满足人体各方面活动的前提下，要尽可能地减少不必要的盐分摄入，以降低血压。

技巧 1　低盐饮食最关键

实践证明，对于早期的或轻型的高血压患者，单纯限制食盐的摄入就有可能使血压恢复正常；对于中、重度高血压患者来说，限制食盐的摄入量，不仅可以提高降压药物的疗效，而且可使用药剂量减少，这样就大大减少了药物的副作用和药品费用。

每日食盐推荐摄入量

世界卫生组织（WHO）2007年每人每日食盐推荐摄入量最高为5克。每日食盐量，高血压患者不应超过3克，糖尿病高血压患者不超过2克。

常见高钠食物中，20克腌制芥菜头相当于4克食盐，20克酱油相当于3克食盐，20克榨菜相当于2克食盐，20克香肠、火腿相当于1克食盐。

加碱馒头中也含有钠，每食用100克加碱馒头相当于摄入0.8克食盐。

让食物低盐又美味的方法

葱、姜、蒜经油爆香后会产生诱人的油香味，可以增加食物的香味和可口性。

青椒、西红柿、洋葱、香菇等食物本身具有独特的风味，和味道清淡的食物一起烹调可以起到调味的作用。

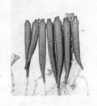

利用白醋、苹果汁、柠檬汁等各种酸味调料来调味，可以增加食物的甜酸味道，相对减少对咸味的需求。

采用高钾低钠盐代替普通钠盐。普通啤酒瓶盖是个很好的"限盐勺"，平平的 1 啤酒瓶盖盐正好是 5 克。

膳食钠适宜摄入量表	
年龄（岁）	摄入量（毫克 / 天）
半岁以下	200
半岁到一岁	500
1~3	650
4~6	900
7~10	1000
11~13	1200
14~17	1800
18~49	2200
孕妇	2200
乳母	2200
50 以上	2200

技巧 2　低脂肪时刻记心上

为了防止并发症的发生，如动脉粥样硬化，高血压患者平时应减少脂肪和胆固醇的摄入，少吃动物油。动物油含有较高的饱和脂肪酸和胆固醇，会使人体器官加速衰老，促使血管硬化，进而引起冠心病、脑中风等。

每日脂肪推荐摄入量

脂肪供给量应控制在每人每日 25 克，胆固醇摄入量不超过每人每日 200 毫克。摄入的脂肪占总热量的30% 以下，饱和脂肪酸占总热量的 7% 以下。同时患高

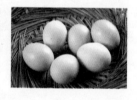

脂血症及冠心病者，应特别限制动物脂肪的摄取。

食用油选择植物油，少吃或不吃肥肉和动物内脏，减少烹调用油（不超过 25 克），其他动物性食品每天也不应超过 100 克。每人每周可吃蛋类 3~4 个，豆制品 500 克，鱼类 300~400 克。

常见植物油的保健功效表		
植物油种类	成分	作用
大豆油	脂肪酸构成较合理，含较丰富的维生素 E、维生素 D 和卵磷脂	促进儿童身体和大脑发育
花生油	单不饱和脂肪酸、白藜芦醇等抗氧化成分、一定量的叶酸、丰富的锌	防治心血管疾病、预防新生儿神经管畸形、增进儿童食欲、促进生长发育
葵花子油	亚油酸、维生素 E、胡萝卜素和钾	有助于女性美容
菜子油	丰富的不饱和脂肪酸、促进儿童发育，维持正常的新陈代谢	降低胆固醇，预防心血管疾病
粟米油	较丰富的卵磷脂、一定量的维生素 A、维生素 B_1 和维生素 B_2 等	降低血脂和动脉粥样硬化的发生、维护女性皮肤健康
茶油	茶多酚和山茶苷	降低胆固醇

❧ 植物油皇后：橄榄油

橄榄油含有对心血管健康有益的角鲨烯、谷固醇和 β–胡萝卜素、维生素E等成分，有很强的抗氧化能力，经常食用还可防止钙质流失，预防消化系统疾病、心脏病、高血压，减少癌症发病率及降低胃酸、降低血糖等作用。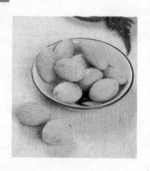

橄榄油性质稳定，既适于凉拌食物，也可在高温下烹调。即使在200℃的高温下，橄榄油一般也不会分解。

高血压患者适宜以橄榄油代替一般的植物油使用，每日食用20~30克即可。

2004年11月，美国食品和药品管理局（FDA）宣布：有证据表明食用含有橄榄油的食物和用单一不饱和脂肪酸取代饱和脂肪酸可以降低患心脏病的风险。甚至提出橄榄油的理想用量：每日用两汤匙（约23克），以取代同等数量的用于烹调的动植物脂肪。

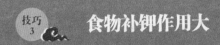

技巧 3　**食物补钾作用大**

高血压的典型特征是动脉壁增厚，当给予足量的钾后，动脉壁便不再增厚。这主要是由于钾对血管起到了保护作用，防止动脉壁受血压的机械性损伤，从而降低了高血压患者脑中风的发病率。另外，增加钾的摄入还有利于钠的排出，防止高食盐摄入引起的血压升高，对轻型高血压患者具有明显的降压作用。

✿ 每日钾推荐摄入量

目前主张高血压患者每人每日钾摄入量为 3000 毫克。

某些持续服用利尿剂、降压药的高血压患者，由于排尿增多，钾随之排出，发生低钾血症的可能性更大。所以，服用这类药物治疗的患者，更应注意钾的补充。药物性补钾需遵医嘱。

✿ 补钾降压的 5 种特效食物

蜂蜜：蜂蜜中含有钾离子，如果坚持每天早晨饮 1 杯蜂蜜水，就可起到降压作用。

香蕉：香蕉是一种含钾较多的果品，每 100 克香蕉含钾 256 毫克，是葡萄的 2 倍、鸭梨的 3 倍。

每天吃两根香蕉，可起到降低血压的效果。

莲子：莲子是所有食品中含钾最多的一种，每100克莲子含钾846毫克。其中莲心含莲心生物碱、莲甲素，有利尿、降压之功效。

苹果：苹果不仅含有维生素 C，还含有丰富的钾。故常吃苹果能预防高血压。

大豆及豆制品：大豆是一种富含钾的食物，每100克大豆含钾1503毫克。

膳食钠适宜摄入量表	
年龄（岁）	摄入量（毫克／天）
半岁以下	500
0.5	700
1	1000
4	1500
7	1500
11	1500
14	1800
18	2000
孕妇	3500
乳母	2500
50	2000

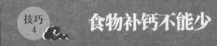

技巧 4

食物补钙不能少

钙可以结合在细胞膜上，降低细胞膜的通透性，使细胞外的钠离子不能进入细胞内。因此维持足够的钙摄入量，可以抵抗高钠的有害作用。部分患者增加钙的摄入，配合降压药，可以起到稳定血压的疗效。

✿ 每日钙推荐摄入量

目前主张每人每日钙摄入量不少于 800 毫克，高血压患者最好达到每人每日摄入 1200 毫克，但不应高于 2000 毫克。药物性补钙需遵医嘱。

✿ 烹调中的保钙技巧

烹调荤菜时常用醋。鱼、排骨中的蛋白质和钙的含量较高，在酸性环境中，鱼骨、排骨中的钙更易溶出，而且钙与蛋白质在一起，最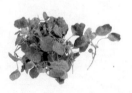
容易被吸收。烹饪时，用小火长时间焖焖，可使钙溶出得更完全。

绿色蔬菜先焯一下。菠菜、苋菜等绿色蔬菜含有的草酸等会影响钙的吸收。由于草酸易溶于水，在烹调前先将这类蔬菜在沸水中焯一下，就可除去草酸，避免钙的流失。

把大米先在温水中浸泡一下，或多做发酵的面食。因为大米和白面中含有很多植酸，影响钙的吸收。

为此，可将面粉发酵，或把大米先在温水中浸泡一下，可以去除部分植酸。

把豆腐和海鱼一起炖。海鱼含有维生素D，可促进豆腐中钙的吸收，使钙的生物利用率大大提高。

最有效的补钙食品——奶类及奶制品，这类食品不仅含钙丰富，而且也富含其他矿物质和维生素，尤其是维生素D，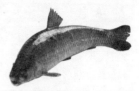可以促进钙的吸收和利用。酸奶也是一类非常好的补钙食品，它不仅可以补钙，而且其中的有益菌可以调节肠道功能，适合各类人群，尤其是老年人饮用。

对高血压患者来说，每日早晚各1袋250毫升的牛奶是非常有益的，最好饮用脱脂奶。如果不喜欢喝牛奶或者对乳糖不耐受，可以改喝酸奶、豆浆或无乳糖奶粉。

<table>
<tr><td>技巧5</td><td></td></tr>
</table>

技巧5　适当增加优质蛋白质

优质蛋白质可通过促进钠的排泄来保护血管壁，或通过氨基酸参与血压的调节而发挥作用。但蛋白质在代谢过程中也会产生有害物质，引起血压波动。因此，一味强调通过素食来预防高血压是不科学的，应在饮食中适当增加优质蛋白质。

每日蛋白质推荐摄入量

高血压患者每日每人蛋白质摄入量以每千克体重 1 克为宜，如 60 千克体重的人，每日应吃 60 克蛋白质。若是高血压合并肾功能不全的患者，应限制蛋白质的摄入。

最佳蛋白质来源

鱼类、大豆及其制品（豆浆、豆腐、豆腐皮等）是高血压患者最佳的蛋白质来源。鱼肉中含有丰富的蛋氨酸和牛磺酸，可以促进尿液中钠的排出，抑制钠盐对血压的影响，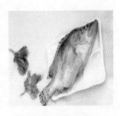从而起到调节血压的作用。大豆中含有植物蛋白质，

可以降低血浆胆固醇浓度，防止高血压的发生和发展，对心血管病有很好的防治作用。

膳食蛋白质适宜摄入量表		
年龄（岁）	摄入量（克/天）	
	男	女
0~1.5	3克/（千克体重·天）	
1	35	35
2	40	40
3	45	45
4	50	50
5	55	55
6	55	55
7	60	60
8	65	65
10	70	70
14	85	80
18~	1.0克/（千克体重·天）	
轻体力劳动	75	65
中体力劳动	80	70
重体力劳动	90	80
60~	75	65

第四章

关于高血压食疗的11个疑问解答

摄入过多的味精会使血压升高吗？各类食物如何合理搭配？为什么吃太咸会得高血压？高血压患者为什么要少吃动物类食品……很多的疑问，都需要有专业科学的解答。

问题 1　摄入过多的味精会使血压升高吗

味精含有对人体有益的谷氨酸，但过量食用会导致体内水钠潴留，从而使血压升高。

高血压特别是原发性高血压的发生与人们平时的饮食关系十分密切。略有医学知识的人都知道，摄入食盐过多会使血压升高，进而诱发高血压，所以不少中老年人很注意饮食的咸淡。其实在调味品中，除食盐以外，过量食用味精同样会引起血压升高。

味精的主要成分是谷氨酸钠。谷氨酸是脑组织氧化代谢的氨基酸之一，所以谷氨酸对改进和维持丘脑的功能是十分重要的。此外，它还有降低血液中氨含量的作用。可作为精神病患者大脑皮层的补剂，改善有神经系统缺陷儿童的智力，这是味精有益的一面。

正常成人每日摄取 1~2 克钠便可满足生理的需要，如过量摄取则可造成体内水钠潴留，导致血管管腔变细，血管阻力升高，同时血容量升高，加重心、肾负担，进一步使血压升高。调查表明，我们每摄入 1 克食盐，收缩压（高压）就增加 0.27 千帕（2 毫米汞柱），舒张压（低压）就增加 0.23 千帕（1.7 毫米汞柱），而 60 岁以上的人对钠的摄入尤为敏感。所以老年人对味精的摄入应该与对待食盐一样慎重，患有高血压、肾炎、水肿等疾病的患者更应如此。婴幼儿时期以不吃食盐为宜，味精当然也以不吃为好。

问题 2　吃快餐对高血压有什么影响

吃快餐会导致食盐的过量摄入，建议少吃为宜。

爱吃快餐食物的人群患高血压的风险要高于其他人，这是因为快餐食物中含有的盐分过多，长期食盐过量就会导致高血压、中风、冠心病等心脑血管疾病。世界卫生组织建议，健康人通过饮食摄取的最佳盐量，每人每日不应超过 6 克。如果能长期保持每天摄入的盐量低于 6 克，可使 25~55 岁人群的收缩压降低 1.2 千帕（9 毫米汞柱），到 55 岁时冠心病死亡率可减少 16%。

来自英国赫特福德大学的研究人员对数十种快餐食物进行调查之后发现，快餐食物如方便面、速冻食品等含有相对较高的盐分。

研究报告指出，为了让食物存放期长一点，生产商加入大量

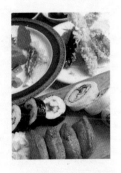

盐到快餐食物中，比如一包方便面大约含 2.3 克盐。

所以在这里要提醒各位忙于工作而无暇做饭，常常依靠快餐食物过日子的现代人，要注意尽量控制自己每天食用快餐食物的分量。

问题 3　葡萄酒可以活血降压，可长期多饮吗

物极必反，葡萄酒宜少量饮用，每月可饮一两次。

研究证明，少量饮酒有扩张血管、活血通脉、消除疲劳的功效。因此，偶尔喝点酒精含量低的葡萄酒、黄酒，对人体有一定的好处，但酒精会部分抵消某些降压药的作用，不能把长期少饮酒当作一种治疗手段。

问题 4　各类食物如何合理搭配

无论患哪种疾病，都不能脱离饮食去寻找病因。

一味依赖于某种食品，对高血压的防治可能会有一定效果，但这样却没有考虑到营养均衡的问题，最终反而有损健康。

　　胆固醇摄入过多的确会引起动脉硬化，但完全不摄入亦非好事，而应根据自己的身体状况，掌握分寸，做到适量摄取。

　　不管身体多么健康，也不能过分迷信某种食物，否则物极必反，促进健康不成反倒害病，因此特别要注意六类食物的合理搭配。

　　第一类：肉、鱼、蛋、大豆类。人体离不开蛋白质，蛋白质不仅是肌肉、皮肤的组成部分，也是构成血液、酶、激素的重要成分，血管

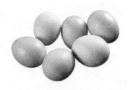

中也含有蛋白质成分。成人每天需要摄入 70 克左右的优质蛋白质。这一类食品中，维生素的含量也很丰富。如果体内维生素的含量不足，人的体力会减弱且毫无精神。

　　第二类：牛奶、乳制品、小鱼、海藻类。这一类食品中含有丰富的钙。如果体内含钙不足，不仅会导致骨骼疏松、牙齿变软，而且会引起全身功能的衰退，甚至影响情绪的稳定，使人感到心烦意乱，对外界压力的承受力减弱。

　　第三类：绿色蔬菜。这类食品中含有维生素 A、B 族维生素、维生素 C 及铁、钙等。维生素 A 可调整身体的状态使之维持正常，而维生素 B_2 能使肌肉富有弹性。如果体内维生素 A 和维生素 B_2 的含量不足，

则肌肉弹性差，易患夜盲症和感冒。

第四类：淡黄色蔬菜、柑橘类。这类食品是维生素 C 的主要来源，如果维生素 C 缺乏，则易疲倦及牙龈出血。

第五类：米、面包、面食、白糖。碳水化合物是人体生命活动所需能量的主要来源，如果供给不足，则易感疲乏无力且耐力降低。但是糖类含热量较高，不可摄入过多，否则将引起身体发胖。

第六类：油脂类。脂肪含有维生素 A，但热量高，在摄入脂肪时应注意植物性脂肪与动物性脂肪的比例为 2：1。

问题 5 芹菜食疗治高血压的验方有哪些

芹菜可降压安神，并可以有效降低胆固醇含量，适合各类型高血压患者饮用。

鲜芹苹果汁：有降血压、平肝、镇静、解痉挛、和胃止吐、利尿之功效，适用于眩晕头痛、颜面潮红、精神易兴奋的高血压患者。

鲜芹菜 250 克，苹果 1~2 个，将鲜芹菜放入沸水中烫 2 分钟，将芹菜和苹果切碎，榨汁，每次饮 1 杯，每日 2 次。

芹菜根炖马蹄：有降压、安神、镇静之功效。

芹菜根 60 克，马蹄 6 粒，芹菜根和马蹄放入砂锅，炖汤饮用。

芹菜葡萄汁：特别适合年老体弱的高血压患者。

鲜葡萄 250 克，旱芹菜 250 克，将芹菜带叶洗净，用沸水烫 2 分钟，切碎，榨汁；将葡萄洗净榨汁，与芹菜汁对匀，装入杯中备用。温开水送饮，每日 2~3 次，20 日为一疗程。

芹菜煎汁：可降压安神，适合各类型高血压患者饮用。

鲜芹菜 500 克或芹菜根 60 克，洗净，水煎服，每日一剂，10 天为一个疗程。

芹菜大枣汁：可治疗伴有胆固醇增高的高血压和冠心病患者，可使胆固醇下降。

鲜芹菜根 10 棵，大枣 10 枚，水煎服，一日 2 次，连服 15 天为一疗程。

 问题 6　**高血压患者能喝冷饮吗**

> 不喝或者尽量少喝冷饮是高血压患者的上选。

患有高血压、冠心病、动脉粥样硬化的病人，应尽量少喝或不喝冷饮。因为冷饮食品进入胃肠后会突然刺激胃，使血管收缩，血压升高，加重病情，并容易引发脑溢血。

问题 7　高血压患者为什么要少吃一些动物类食品呢

> 动物类食品含有大量脂肪，其中的饱和脂肪酸含量很高，不宜多吃。

动物类食品含有大量脂肪，其中的饱和脂肪酸含量很高。

研究发现，膳食中饱和脂肪酸不仅影响血脂，而且也严重地影响血压，尤其是明显地影响高血压病人的血压，这可能与饱和脂肪酸增加血液黏滞度引起或者加重动脉粥样硬化有关。

已经证明，在饮食中饱和脂肪酸摄入量很高的国家，如美国、挪威和芬兰等国降低饱和脂肪酸的摄入量，增加不饱和脂肪酸食品的摄入量，可使人群中血压平均下降约 1.1 千帕（8 毫米汞柱），轻型高血压患者血压均显著下降，中度高血压患者血压下降更为明显。

众所周知，动物脂肪含有较多的饱和脂肪酸，而植物脂肪中不饱和脂肪酸含量较高。

中国汉族居住的广大地区在膳食中动物性食物

相对较少，食用油基本以植物油为主，因而膳食中饱和脂肪酸含量较低，不饱和脂肪酸相对较高，这可能是中国高血压发病率低于西方的原因之一。中国浙江舟山地区渔民血压相对较低，渔民膳食中以鱼类为主，鱼肉中富含长链不饱和脂肪酸，这 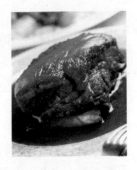 可能是当地渔民高血压（原发性高血压）发病率较低的原因之一。但是近年来随着中国人民生活水平的不断提高，饮食中脂肪含量及动物性脂肪含量不断上升，特别是西方高热能饮食方式的"引进"，使中国人民特别是城市居民膳食中饱和脂肪酸含量逐渐增加，这可能是中国高血压患病率有所上升的原因之一。

　　因此，人们特别是高血压患者，应食用富含不饱和脂肪酸的植物性食品，少用或不吃富含饱和脂肪酸的动物性食品。

问题 8 为什么吃太咸会得高血压

氯、钾、钠负责控制人体肌肉、神经和体液的稳定与协调，其中，钠跟钾一起维持体内水分分布的平衡状态。

1. 外钠内钾，维持水分平衡

钾跟钠一个存于细胞外、一个固守于细胞内，钠是人体血液与细胞外液中含量最多的阳离子，钾主要存在于细胞中，人体中约有 95% 的钾分布于细胞内液。钾跟钠互斥，且共同控制着细胞内的水分、渗透压和酸碱值（pH 值）的平衡。

2. 盐与血压的密切关系

盐分进入体内，会溶解在血液等体液中，细胞膜容易让水分顺利进入细胞内，却不容易让盐分通过。当摄取过量的盐分，盐分会停留在细胞外的血液中，使得血液中盐分浓度提高、水分减少。

由于细胞内的钾基于渗透压要平衡的原理，必须释放出细胞内的水分，以达到内外的平衡，但细胞脱水会有生理上的问题，所以我们的口渴中枢会传达出需要水的信息，因此我们需要喝下大量水分以稀释血液，让内外达到平衡。这时候，血液的体积增加，血液充满血管，血压便因此升高。

问题 9 高血压患者能喝葡萄柚汁吗

高血压患者不宜多饮葡萄柚汁。

高血压患者不宜多饮葡萄柚汁。葡萄柚汁中含有的黄酮类柚苷和二羟佛手苷亭，能选择性抑制肠壁组织中的药物代谢酶，使地平类降压药物的首过效应被抑制，从而使生物利用度和峰值血浓度显著增加，给患者带来心率增快和头疼等不良反应。

问题 10 多吃鱼对高血压患者有好处吗

有好处，因为鱼肉相对于畜肉来说更有利于控制血脂水平，从而有效降低血压。

通常，我们进食的肉类如猪、羊肉都含有较高的胆固醇和饱和脂肪酸，这两种成分与动脉硬化直接相关。而鱼类食物则含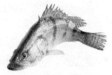有较多的不饱和脂肪酸，以鱼肉代替畜肉就可以降低食物中的总脂肪和饱和脂肪酸的摄入，不但有利于控制血脂水平，而且对降低血压也有明显的益处。另外，鱼类蛋白是优质蛋白质，适合容易出现低蛋白血症和肾功能不良的老年高血压患者食用。

问题 11 哪些烹调方式不适宜高血压患者

以下烹调方式虽然能使食物在口味上显得更为香、脆、嫩一些，但是不太适宜高血压患者饮用。

炸：虽然油炸食物香、脆嫩，但由于油炸时温度高，对许多营养素都有不同程度的破坏。

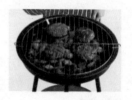

蛋白质因高温而严重变性，脂肪也因油炸失去功能。

烤：这种烹调方式不但使维生素 A、维生素 B_1、维生素 B_2、维生素 C 受到相当大的破坏，也损失了部分脂肪，而且如果使用明火直接烤，还可能使食物产生某种致癌物质。

熏：这种烹调方式能使食物产生诱人的香味，色泽美观，但是会使维生素特别是维生素 C 受到破坏，并损失一部分脂肪，同时也可能产生致癌物质。

煎：这种烹调方式虽然能使食物外酥里嫩，但是对维生素及其他营养素有一定影响。

第五章

有效降低血压的55种食材

高血压患者饮食总原则：两低、两补、一增、一减，即低盐、低脂，补钾、补钙，适当增加优质蛋白，减少多余热量摄入。下面我们为您介绍适合高血压患者的55种食材。

可降血压的谷物类、豆类

黄豆

有辅助降压作用，可预防高血压和血管硬化。

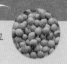

黄豆与青豆、黑豆统称为大豆，既可供食用，又可以炸油。它的营养价值非常高，所含蛋白质是鸡蛋的 3 倍，是牛乳的 2 倍，被称为"豆中之王"，是天然食物中最受营养学家推崇的食物。

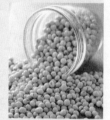

降压功效

黄豆含有特殊成分——异黄酮，它具有降低血压和胆固醇的作用，尤其富含黄豆蛋白，有很好的辅助降压作用，可预防高血压和血管硬化。

其他功效

黄豆所含的脂肪酸中多半是亚油酸，占 50% 以上。该酸是一种不饱和脂肪酸，具有降低血液中胆固醇作用。

常吃黄豆能降低患心血管疾病的概率。大豆含有的豆皂苷能促进脂肪分解、抑制多余脂肪的合成和吸收，能防止体内过氧化脂质的生成，而过氧化脂质是动脉硬化的致病因子，故豆制品有预防动脉硬化的作用，大豆制品能赋予血管以弹性，对突发性血压升高亦能免于血管破裂。

近年的医学研究表明，常食大豆类制品有辅助预防男性前列腺癌的作用，豆制品富含植物激素，具有调节人体激素含量的作用，而前列腺癌主要是老年男性体内激素减少所致。豆制品对辅助预防胃癌也起一定作用。

豆浆、豆腐、豆腐干等豆制品是属于低脂肪高蛋白食品，而蛋白质可缓冲胃内的酸碱度，降低胃内致癌物——亚硝胺类的形成，增加胃黏膜的分泌，减少致癌物与胃黏膜的接触，提高机体的胃组织修复能力，常进食豆制品，对预防胃癌具有一定的保护作用。

黄豆是辅助治疗妇女更年期综合征的最佳食物。

豆浆中含有氧化剂、矿物质和维生素，还含有一种牛奶所没有的植物雌激素——黄豆苷原，该物质可调节女性内分泌系统的功能。

常食黄豆对皮肤干燥粗糙、头发干枯大有好处，可以加速肌肤的新陈代谢，促使机体排毒，令肌肤常葆青春。

健康减肥可以通过多吃黄豆制品来达到瘦身的

目的。豆制品在消化吸收的过程中，会抑制脂质和糖类的吸收，可以达到瘦身效果。

营养师健康提示

黄豆一般人都可以食用。尤其是更年期妇女、心血管疾病患者的理想食品，也很适合脑力工作者和减肥者食用。

适用量

每天 40~50 克。

总热量

359 千卡（每 100 克可食用部分）。

黄豆营养成分（每 100 克可食用部分）

名称	含量	名称	含量
碳水化合物	34.2 克	脂肪	16.0 克
蛋白质	35.0 克	纤维素	15.5 克
维生素 A	37.0 微克	维生素 C	—
维生素 E	18.9 毫克	胡萝卜素	220.0 毫克
烟酸	2.1 毫克	胆固醇	—
镁	199.0 毫克	钙	191.0 毫克
铜	1.35 毫克	锰	2.26 毫克
钠	2.2 毫克	硒	6.16 微克

可降血压谷物、豆类

燕麦

能降低血液中胆固醇,可以预防高血压和心脑血管病。

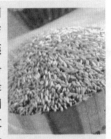

燕麦就是中国的莜麦,人们又俗称为油麦、玉麦,是中国宁夏固原地区的主要杂粮之一。燕麦的营养价值非常高,据资料记载,燕麦含蛋白质 15.6%,是大米的 1 倍多,比面粉高出三四个百分点;含脂肪 8.5%,是大米和面粉的数倍;含碳水化合物 64.8%,比大米和面粉低 10% 左右;含纤维素 2.1%,灰分 2%,是一种低糖、高蛋白质、高能量食品。其营养成分含量高、质量优,蛋白质中的必需氨基酸在谷类粮食中平衡最好,赖氨酸和蛋氨酸含量比较理想,而大米和面粉中的这种氨基酸严重不足。其必需脂肪酸的含量也非常丰富,其中亚油酸占脂肪酸的三分之一以上,维生素和矿物质也很丰富,特别是维生素 B_1 居谷类粮食之首。

降压功效

燕麦是很好的粗粮。它是谷物中唯一含有皂苷素的作物,可以调节人体的肠胃功能,降低胆固醇，因此经常食用燕麦，可以有效地预防高血压和心脑血管疾病。

同时燕麦中富含两种重要的膳食纤维，一种是可溶性纤维，它可大量吸纳体内胆固醇，并排出体外。

一种是非可溶性纤维，它有助于消化，从而降低血液中的胆固醇含量，有利于治疗便秘，更好地清除人体体内的垃圾，减少肥胖症的产生，并有效地预防心血管病、糖尿病和大肠癌症的发生。

同时，经常食用燕麦还符合现代营养学家所提倡的"粗细搭配""均衡营养"的健康饮食原则。

其他功效

燕麦有很好的辅疗作用：亚油酸含量高，可降低人体血液中的胆固醇含量；含有丰富的植物胆固醇，可防止肠道吸附胆固醇；淀粉分子比大米和面粉小，易消化吸收；含有果糖衍生的多糖，可被人体直接利用，可降低高胆固醇人的低密度脂蛋白 LDL 胆固醇，升高其高密度脂蛋白 HDL 胆固醇；其高质量的膳食纤维，具有缓解结肠癌、糖尿病、便秘、静脉曲张、静脉炎等病患的功效。

营养师健康提示

燕麦营养丰富，经常食用无不良副作用。

选购

选用干燥饱满、色泽乳黄的。

适用量

每餐 40 克左右。

总热量

367 千卡（每 100 克可食用部分）。

燕麦营养成分（每 100 克可食用部分）

名称	含量	名称	含量
脂肪	6.7 克	蛋白质	15 克
碳水化合物	61.6 克	维生素 A	420 微克
维生素 B$_1$	0.3 毫克	维生素 B$_2$	0.13 毫克
维生素 B$_6$	—	维生素 B$_{12}$	0.16 微克
维生素 C	—	维生素 K	—
维生素 E	3.07 毫克	生物素	73 微克
维生素 P	—	硒	4.31 微克
胡萝卜素	—	叶酸	25 微克
胆固醇	—	膳食纤维	5.3 克
钙	186 毫克	铁	7 毫克
磷	291 毫克	钾	214 毫克
钠	3.7 毫克	铜	0.45 毫克

可降血压谷物、豆类

荞麦

可以增强血管壁的弹性和韧度,有降低血压的功效。

荞麦又叫三角麦、乌麦、花荞。它具有很高的营养价值,被誉为"21世纪最重要的食物资源"。它食味清香,很受人们欢迎。荞麦粉和其他面粉一样,可制成面条、面包、糕点、荞酥等风味食品。荞麦还可以酿酒,酒色清澈,久饮可强身健体。荞叶

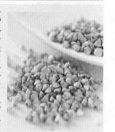

中的营养也十分丰富,干叶可制成荞麦茶叶,荞麦苗可做蔬菜。荞麦中的淀粉近似大米淀粉,但颗粒较大,与一般谷类淀粉比较,食用后更易于人体消化吸收。

降压功效

荞麦中含有丰富的维生素 P,可以增强血管壁的弹性、韧度和致密性,有降低血压的功效。

荞麦中又含有大量的黄酮类化合物,这些物质能促进细胞增生,并可防止血细胞的凝集,还有调节血脂、扩张冠状动脉并增加其血流量等作用。

其他功效

荞麦中含有丰富的镁，能使血管扩张而抗栓塞；含有丰富的维生素 P，可增强血管壁的弹性、韧度和致密性，保护血管；荞麦还有芦丁，可降低人体血脂和胆固醇，软化血管，预防脑血管出血，对糖尿病并发高脂血症、高胆固醇症很有益处。

典籍记载

《齐民要术·杂说》："凡荞麦。五月耕。经三十五日。草烂得转并种，耕三遍。立秋前后皆十日内种之。假如耕地三遍，即三重着子。下两重子黑，上头一重子白，皆是白汁，满似如浓，即须收刈之。但对梢相答铺之。其白者日渐尽变为黑，如此乃为得所。若待上头总黑，半已（以）下黑子尽落矣。"

《四时纂要·六月》："立秋在六月，即秋前十日种，立秋在七月，即秋后十日种。定秋之迟疾，宜细详之。"

《本草纲目》（荞麦济生丹）："荞麦适量，炒至微焦，研细末，水泛为丸。每次 6 克，温开水送服，或以荞菜煎汤送服。"（注：本方取荞麦健脾、除湿热的作用。用于脾虚而湿热下注，小便浑浊色白，或轻度的腹泻，妇女白带病。）

《简便单方》（荞麦糊）："荞麦研细末（荞麦面）

10 克，炒香，加水煮成稀糊服食。"（注：本方取荞麦降气宽肠之功。用于夏季肠胃不和，腹痛腹泻。）

营养师健康提示

不可一次食用过多，否则难以消化。
脾胃虚寒、畏寒便溏者不宜食用，否则易动寒气。

适用量

每日 60 克。

总热量

292 千卡（每 100 克可食用部分）。

荞麦营养成分（每 100 克可食用部分）

名称	含量	名称	含量
脂肪	2.3 克	蛋白质	9.3 克
碳水化合物	73 克	胆固醇	—
膳食纤维	6.5 克	维生素 A	3 微克
胡萝卜素	20 微克	生物素	0.2 微克
维生素 B$_1$	0.28 毫克	维生素 B$_2$	0.16 毫克
硫胺素	0.28 微克	维生素 E	4.4 毫克
钙	47 毫克	磷	297 毫克
钾	401 毫克	钠	4.7 毫克
锌	3.62 毫克	硒	2.45 微克

可降血压谷物、豆类

小米

含多种维生素和矿物质，可有效降低血压。

　　小米即粟米，原产于中国北方黄河流域，已经有8000多年的栽培历史，是中国主要的粮食作物。目前世界各地栽培的小米，都是中国传去的。由于不需要精制，小米保存了许多的维生素和矿物质，营养价值非常高。

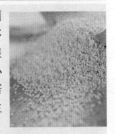

降压功效

　　小米在12种谷类粮食中含蛋白质较高，还含有多种维生素和矿物质。小米对高血压、皮肤病、炎症均有一定的预防和治疗作用。

其他功效

　　小米含有酶，可增强小肠功能，健胃消食，养心安神；所含B族维生素能防止消化不良及皮炎，减轻皱纹、色斑、色素沉着。

　　小米味咸、性凉；入肾、脾、胃经；陈年粟米味苦，性寒；治胃热消渴，利小便。

　　《本草纲目》说："粟肾之谷，肾病益食（具有养肾气，去脾胃中热、益气。解小麦毒，发热）。水煮服，治热腹痛及鼻血。磨粉和水滤汁饮，解诸毒，治霍乱及转筋入腹。小米治反胃热痢煮粥食，益丹田，补虚损，开肠胃。

"主治脾胃虚热、反胃呕吐、消渴、泄泻。"

李时珍说："粟之味咸、淡气寒下渗。虚热消渴泻痢，皆肾病也。渗利尿，所以泄肾邪降胃火，故脾胃之病益食之。"

小米富含维生素 B_1、维生素 B_{12} 等，具有防止消化不良及口角生疮的功效。

小米具有防止反胃、呕吐的功效。

还具有滋阴、补血、养血、促进乳汁分泌的功能，可以使产妇虚寒的体质得到调养，帮助她们恢复体力。

小米具有减轻皱纹、色斑、色素沉着的功效。

小米有防治神经衰弱的作用，常喝小米粥有益于脑的保健。

经常吃小米饭可养肾气，防治脾胃虚热、腰膝酸软、消化不良等症。

营养师健康提示

小米是健康食品，有"代参汤"的美称，既可单独熬煮，也可添加红枣、红豆、红薯、莲子、百合等，制成风味各异的营养品。

小米宜与大豆或肉类食物混合食用，因为小米的氨基酸中缺乏赖氨酸，而大豆和肉类的氨基酸中富含赖氨酸，可以补充小米的不足。

适用量

每餐 60 克。

总热量

358 千卡（每 100 克可食用部分）。

小米营养成分（每 100 克可食用部分）

名称	含量	名称	含量
碳水化合物	75.1 克	脂肪	3.1 克
蛋白质	9.0 克	纤维素	1.6 克
维生素 A	17.0 微克	维生素 C	—
维生素 E	3.63 毫克	胡萝卜素	100.0 微克
硫胺素	0.33 毫克	核黄素	0.1 毫克
烟酸	1.5 毫克	胆固醇	—
镁	107.0 毫克	钙	41.0 毫克
铁	5.1 毫克	锌	1.87 毫克
铜	0.54 毫克	锰	0.89 毫克
钾	284.0 毫克	磷	229.0 毫克
钠	4.3 毫克	硒	4.74 微克

可降血压谷物、豆类

玉米

是降低血清胆固醇，预防高血压、冠心病的大众食品。

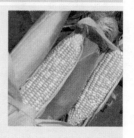

玉米，又名苞谷、棒子、玉蜀黍。玉米是粗粮中的保健佳品。

专家们对玉米、稻米等多种主食进行了营养价值和保健作用的比较，发现玉米中的维生素含量非常高，为稻米、面粉的 5~10 倍。

玉米中除了含有碳水化合物、蛋白质、脂肪、胡萝卜素外，还含有核黄素等营养物质。

这些物质对预防心脏病、癌症等有很大的好处。当今被证实的最有效的 50 种营养保健成分中，玉米含有 7 种，即钙、谷胱甘肽、纤维素、镁、硒、维生素 E 和脂肪酸等。

降压功效

玉米含有丰富的钙、硒和卵磷脂、维生素 E 等，具有降低血清胆固醇，预防高血压、冠心病或中风发生的作用。

其他功效

玉米味甘性平，具有调中开胃，益肺宁心，清湿热，利肝胆，延缓衰老等功能。

现代研究证实，玉米中含有丰富的不饱和脂肪酸，尤其是亚油酸的含量高达 60% 以上，它和玉米胚芽中的维生素 E 协同作用，可降低血液胆固醇浓度并防止其沉积于血管壁。因此，玉米对冠心病、动脉粥样硬化、高脂血症及高血压等都有一定的预防和治疗作用。维生素 E 还可促进人体细胞分裂，延缓衰老。

玉米中含有丰富的矿物质、膳食纤维、维生素，以及不饱和脂肪酸，具有通便、润肠、降低血胆固醇的作用，能够有效预防糖尿病并发症的发生。

玉米中还含有一种长寿因子——谷胱甘肽，它在硒的参与下，生成谷胱甘肽氧化酶，具有恢复青春、延缓衰老的功能。

玉米中含的硒和镁有防癌抗癌作用，硒能加速体内过氧化物的分解，使恶性肿瘤得不到分子氧的供应而受到抑制。镁一方面也能抑制癌细胞的发展，另一方面能促使体内废物排出体外，这对防癌也有重要意义。其含有的谷氨酸有一定健脑功能。

玉米中的维生素 B$_6$、烟酸等成分,具有刺激胃肠蠕动、加速粪便排泄的特性,可防治便秘、肠炎、肠癌等。

玉米含维生素 C 等,有长寿、美容作用。玉米胚尖所含的营养素有增强人体新陈代谢、调整神经系统的功能,能起到使皮肤细嫩光滑,抑制、延缓皱纹产生的作用。

营养师健康提示

吃玉米时应把玉米粒的胚尖全部吃掉,因为玉米的许多营养成分都集中在这里。

玉米熟吃更佳,可获得营养价值更高的抗氧化剂活性。

玉米发霉后能产生致癌物,所以发霉的玉米绝对不能食用。

适用量

糖尿病患者每日可进食 200 克(带棒)重量的玉米,同时减少 25 克主食,以保持总能量不变。

总热量

298 千卡(每 100 克可食用部分)。

玉米营养成分（每100克可食用部分）

名称	含量	名称	含量
蛋白质	85 克	脂肪	4.3 克
碳水化合物	72.2 克	胆固醇	–
膳食纤维	14.4 克	维生素 A	–
胡萝卜素	–	维生素 B_1	10.03 毫克
维生素 B_2	20.04 毫克	烟酸	1.1 微克
维生素 C	–	维生素 E	0.38 毫克
钙	22 毫克	磷	25 毫克
钾	8 毫克	钠	6.3 毫克
镁	6 毫克	铁	4 毫克
锌	0.09 毫克	硒	0.7 微克
铜	0.07 毫克	锰	0.05 毫克

可降血压谷物、豆类

薏米

预防高血压、高脂血症、心血管疾病以及心脏病。

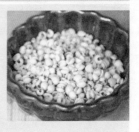

薏米又名薏仁、六谷米、米仁、土玉米等，是中国古老的食药俱佳的粮种之一。人们对薏米早有很深的了解，不仅在饭食中使用，并视其为名贵中药，在药膳中应用很广泛，被列为宫廷膳食之一。薏米的营养价值较高，所含蛋白质远比米、面高，而且还具有容易被消化吸收的特点，对减轻胃肠负担、增强体质很有好处。

降压功效

薏米是五谷中含纤维素最多的，其丰富的水溶性纤维素，可以降低血中胆固醇以及三酰甘油含量，可有效预防高血压、高脂血症、中风、心血管疾病以及心脏病的发生。

其他功效

薏米因含有多种维生素和矿物质，有促进新陈代谢和减少胃肠负担的作用，可作为病中或病后体弱患者的补益食品。

经常食用薏米食品对慢性肠炎、消化不良等症也有效果。

薏米能增强肾功能，并有清热利尿作用，因此对浮肿病人也有疗效。

经现代药理研究证明，薏米有防癌的作用，其抗癌的有效成分中包括硒元素，能有效抑制癌细胞的增殖，可用于胃癌、子宫颈癌的辅助治疗。

健康人常吃薏米，能使身体轻捷，减少肿瘤发病概率。

薏米含有丰富的蛋白质和维生素 B_1、维生素 B_2，有使皮肤光滑，减少皱纹，消除色素斑点的功效，长期饮用，能治疗褐斑、雀斑、面疱，使斑点消失并滋润肌肤。而且它能促进体内血液和水分的新陈代谢，有利尿、消水肿的作用，也被当作节食用品。

它具有营养头发、防止脱发，并使头发光滑柔软的作用。

常食薏米对面部粉刺及皮肤粗糙有明显的疗效。另外，它还对紫外线有吸收能力，其提炼物加入化妆品中还可达到防晒和防紫外线的效果。

薏米算是谷物的一种，用水煮软或炒熟，比较有利于肠胃的吸收，身体常觉疲倦没力气的人，可以多吃。薏米中含有丰富的蛋白质分解酵素，能使皮肤角质软化，皮肤赘疣、粗糙不光滑者，长期服用也有疗效。

薏米中含有丰富的B族维生素，对防治脚气病十分有益。

适用量

每日 50~100 克。

总热量

357 千卡（每 100 克可食用部分）。

薏米营养成分（每100克可食用部分）

名称	含量	名称	含量
碳水化合物	71.1 克	脂肪	3.3 克
蛋白质	12.8 克	纤维素	2.0 克
维生素 A	–	维生素 C	–
维生素 E	2.08 毫克	胡萝卜素	–
硫胺素	0.22 毫克	核黄素	0.15 毫克
烟酸	2.0 毫克	胆固醇	–
镁	88.0 毫克	钙	42.0 毫克
铁	3.6 毫克	锌	1.68 毫克
铜	0.29 毫克	锰	1.37 毫克
钾	238.0 毫克	磷	217.0 毫克
钠	3.6 毫克	硒	3.07 微克

可降血压蔬菜

芹菜

能对抗肾上腺素的升压作用，能有效降低血压。

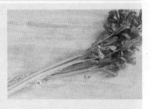

芹菜别名旱芹、药芹菜，原产于地中海地区，属伞形科、旱芹属，为一年或两年生草本植物。芹菜由俄罗斯的高加索地区传入中国，从汉代起开始栽培，距今已有近 2000 年的历史，最初作为观赏植物种植，以后逐渐习惯食用，经过历年来的培育和选择，形成了现在的叶柄细长、植株高大的中国类型芹菜。目前，芹菜栽培几乎遍及全国，在中国形成了一些比较著名的生产基地，如河北省的遵化市、河南省的商丘市、山东省的潍坊市、内蒙古的集宁市等。芹菜适应性较强，它是周年生产、全年均衡供应的蔬菜种类之一。

降压功效

芹菜含有丰富的维生素 P，能降低毛细血管通透性，芹菜能对抗肾上腺素的升压作用，具有降低血压和利尿作用。

其他功效

芹菜含铁量较高，是缺铁性贫血患者的佳蔬。芹菜是治疗高血压及其并发症的首选之品。对于血管硬化、神经衰弱患者亦有辅助治疗作用。芹菜的叶、茎含有挥发性物质，别具芳香，能增强人的食欲。芹菜汁还有降血糖的作用。经常吃芹菜，可以中和尿酸及体内的酸性物质，对防治中风有较好的效果。芹菜含有大量的粗纤维，可刺激胃肠蠕动，促进排便。芹菜还是一种性功能食品，能促进人的性兴奋，西方称之为"夫妻菜"，曾被古希腊的僧侣列为禁食。

经常吃芹菜，对于及时吸收、补充自身所需要的营养，维持正常的生理功能，增强人体抵抗力，都大有益处。尤其是在寒冷干燥的天气，人们往往感到口干舌燥、气喘心烦、身体不适，经常吃些芹菜有助于清热解毒、祛病强身。肝火过旺、皮肤粗糙者及经常失眠、头痛的人可适当多吃些，由于芹菜富含矿物质元素，所以中老年人更宜多吃芹菜，以增加体内的钙和铁。同时，芹菜还含有挥发性的芳香油，香味诱人，吃芹菜对增进食欲，帮助消化、吸收都大有好处。

营养师健康提示

芹菜叶中所含的胡萝卜素和维生素 C 比较多，

因此吃时不要把能吃的嫩叶扔掉。芹菜有降血压的作用，故血压偏低者慎用。

选购

芹菜品种繁多，主要有水芹、旱芹和西芹。选购时，注意芹菜的鲜嫩程度，以农家刚上市、茎秆粗壮、色亮、无黄叶、无萎叶的为佳。

适用量

每餐约 100 克。

总热量

14 千卡（每 100 克可食用部分）。

芹菜营养成分（每100克可食用部分）

名称	含量	名称	含量
脂肪	–	蛋白质	0.6 克
碳水化合物	2.7 克	维生素 A	8 微克
维生素 B_1	0.03 毫克	维生素 B_2	0.04 毫克
维生素 B_6	0.08 毫克	维生素 C	6 毫克
维生素 E	0.2 毫克	维生素 K	10 微克
胡萝卜素	0.5 毫克	叶酸	29 微克
泛酸	0.26 毫克	烟酸	0.3 毫克
膳食纤维	0.9 克	钙	152 毫克

可降血压蔬菜

洋葱

能减少外周血管和心脏冠状动脉的阻力，使血压下降。

洋葱，俗称葱头，在欧洲被誉为"菜中皇后"。其营养成分丰富，含蛋白质、糖、粗纤维及钙、磷、铁、硒、胡萝卜素、硫胺素、核黄素、尼克酸、抗坏血酸等多种营养成分。洋葱具有广泛的药用价值，被誉为西方医学之父的希波格拉底认为，洋葱对视力有益；罗马医生认为洋葱是开

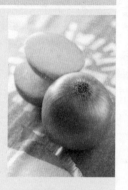

胃良药；印度人把洋葱当作激素，并用于利尿、利痰；美国南北战争时，北方军利用运来的三车皮洋葱摆脱了痢疾的困扰；日本医学教授认为，常食洋葱可长期稳定血压，降低血管脆性。

降压功效

洋葱能减少外周血管和心脏冠状动脉的阻力，对抗人体内儿茶酚胺等升压物质的作用，又能促进钠盐的排泄，从而使血压下降，是高血脂、高血压患者的佳蔬良药。

其他功效

经中西医临床证明：洋葱有平肝、润肠的功能，它所含挥发油中有降低胆固醇的物质——二烯丙基二硫化物，是目前唯一含前列腺素样物质和能激活血溶纤维蛋白活性的成分。这些物质均有较强的舒张血管和心脏冠状动脉的能力，又能促进钠盐的排泄，从而使血压下降和预防血栓形成。

现代医学研究还表明，洋葱中含有微量元素硒。硒是一种抗氧化剂，它的特殊作用是能使人体产生大量谷胱甘肽，谷胱甘肽的生理作用是输送氧气供细胞呼吸，人体内硒含量增加，癌症发生率就会大大下降。所以，洋葱又是一种保健食品。

洋葱中的植物杀菌素除能刺激食欲、帮助消化外，还由于它经由呼吸道、泌尿道、汗腺排出时，能刺激管道壁分泌，所以又有祛痰、利尿、发汗、预防感冒，以及抑菌防腐的作用。

洋葱还具有降血糖作用，因洋葱中含有与降血糖药甲磺丁脲相似的有机物，并在人体内能生成具有强力利尿作用的皮苦素。糖尿病患者每餐食洋葱 25~50 克能起到较好的降低血糖和利尿的作用。

营养师健康提示

不可过多食用，以免发生胀气和排气过多。肺胃发炎、阴虚目昏者不宜食用。

选购

以球体完整、没有裂开或损伤、表皮完整光滑、外层保护膜较多且无萌芽、无腐烂的为佳。

适用量

每餐约50克。

总热量

37千卡（每100克可食用部分）。

洋葱营养成分（每100克可食用部分）

名称	含量	名称	含量
脂肪	0.2克	蛋白质	1.1克
碳水化合物	8.1克	维生素A	3微克
维生素B$_1$	0.03毫克	维生素B$_2$	0.03毫克
维生素B$_6$	0.16毫克	维生素C	8毫克
维生素E	0.14毫克	生物素	210微克
胡萝卜素	20毫克	叶酸	16微克
泛酸	0.19毫克	烟酸	0.2毫克
膳食纤维	0.9克	钙	24毫克
铁	0.6毫克	磷	39毫克
钾	138毫克	钠	4.4毫克
锌	0.23毫克	硒	0.92微克

可降血压蔬菜

胡萝卜

胡萝卜素中含有琥珀酸钾等成分，能够降低血压。

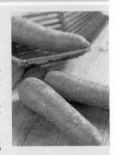

胡萝卜又名金笋、丁香萝卜，原产于中亚细亚一带，元末传入中国。胡萝卜富含胡萝卜素，1 分子的胡萝卜素可得 2 分子的维生素 A，因此被称为胡萝卜 A 原，它不仅含糖量高于一般蔬菜，而且含有蛋白质、脂肪、矿物质及多种维生素等营养成分。

降压功效

胡萝卜当中的胡萝卜素含有琥珀酸钾等成分，能够降低血压。

其他功效

益肝明目：胡萝卜含有大量胡萝卜素，这种胡萝卜素的分子结构相当于 2 个分子的维生素 A，进入机体后，在肝脏及小肠黏膜内经过酶的作用，其中 50% 变成维生素 A，有补肝明目的作用，可治疗夜盲症。

利膈宽肠：胡萝卜含有植物纤维，吸水性强，在肠道中体积容易膨胀，是肠道中的"充盈物质"，可加强肠道的蠕动，从而利膈宽肠，通便防癌。

健脾除疳：维生素 A 是骨骼正常生长发育的必需物质，有助于细胞增殖与生长，是机体生长的要素，对促进婴幼儿的生长发育具有重要意义。

增强免疫功能：胡萝卜素转变成维生素 A，有助于增强机体的免疫功能，在预防上皮细胞癌变的过程中具有重要作用。胡萝卜中的木质素也能提高机体免疫机制，间接消灭癌细胞。

降糖降脂：胡萝卜还含有降糖物质，是糖尿病病人的良好食品，其所含的某些成分，如槲皮素、山标酚能增加冠状动脉血流量，降低血脂，促进肾上腺素的合成，还有降压、强心的作用，是高血压、冠心病患者的食疗佳品。

营养师健康提示

胡萝卜尤其适宜癌症、高血压、夜盲症、干眼症患者及营养不良、食欲不振和皮肤粗糙者食用。

由于胡萝卜素和维生素 A 是脂溶性物质，所以应当用油炒熟或和肉类一起炖煮后再食用，以利于吸收。

适用量

每日半根（约 40 克）。

总热量

37 千卡（每 100 克可食用部分）。

胡萝卜营养成分（每 100 克可食用部分）

名称	含量	名称	含量
碳水化合物	8.8 克	脂肪	0.2 克
蛋白质	1.0 克	纤维素	1.1 克
维生素 A	688.0 微克	维生素 C	13.0 毫克
维生素 E	0.41 毫克	胡萝卜素	4130.0 微克
硫胺素	0.04 毫克	核黄素	0.03 毫克
烟酸	0.6 毫克	胆固醇	—
镁	14.0 毫克	钙	32.0 毫克
铁	1.0 毫克	锌	0.23 毫克
铜	0.08 毫克	锰	0.24 毫克
钾	190.0 毫克	磷	27.0 毫克
钠	71.4 毫克	硒	0.63 微克

可降血压蔬菜

大蒜

有预防体内瘀血的作用，可用于防止血栓形成。

大蒜是烹饪中不可缺少的调味品，南北风味的菜肴都离不开大蒜。大蒜种类繁多，依蒜头皮色的不同，可分为白皮蒜和紫皮蒜；依蒜瓣的多少，又可分为大瓣种和小瓣种。

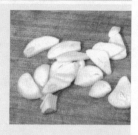

它是一种最常见的食物，既可以生吃，也可以调味，还能防病健身，因此被人们称为"天然抗生素"，它的抗氧化活性甚至超过人参。

降压功效

大蒜可帮助保持体内某种酶的适当数量而避免出现高血压，是天然的降压药物，大蒜有预防体内瘀血的作用，可用于防止血栓形成，减少心脑血管栓塞。

其他功效

大蒜中含有一种叫作硫化丙烯的辣素，具有杀菌作用，可以在一定程度上预防流感、防止伤口感染、治疗感染性疾病和驱虫。

　　一些研究显示，大蒜素具有降血脂及预防冠心病和动脉硬化的作用，并可防止血栓的形成。

典籍记载

　　《名医别录》:"散痈肿魇疮，除风邪，杀毒气。"

　　《新修本草》:"下气，消谷，化肉。"

　　《本草拾遗》:"初食不利目，多食却明。久食令人血清，使毛发白。"

　　《随息居饮食谱》:"生者辛热，熟者甘温，除寒湿，辟阴邪，下气暖中，消谷化肉，破恶血，攻冷积。治暴泻腹痛，通关格便秘，辟秽解毒，消痈杀虫。外灸痈疽，行水止衄。"

　　《别录》:"味辛，温，有毒。"

　　《医林纂要》:"辛甘，热。"

　　《随息居饮食谱》:"生辛，热；熟甘，温。"

　　《本草经疏》:"入足阳明、太阴、厥阴经。"

　　《唐本草》:"下气消谷，除风破冷。"

　　《食疗本草》:"除风，杀虫。"

　　《本草拾遗》:"去水恶瘴气，除风湿，破冷气，烂痃癖，伏邪恶；宣通温补，无以加之；疗疮癣。"

营养师健康提示

　　无消化道疾病者都可以食用。发了芽的大蒜食疗效果甚微。腌制大蒜不宜时间过长，以免破坏有效成分。辣素怕热，遇热后很快分解，其杀菌作用降低。因此，预防治疗感染性疾病应该生食大蒜。大蒜能使胃酸分泌增多，辣素有刺激作用，有胃肠道疾病特别是有胃溃疡和十二指肠溃疡的人不宜吃大蒜。

适用量

每日 3~4 瓣。

总热量

339 千卡（每 100 克可食用部分）。

大蒜营养成分（每 100 克可食用部分）			
名称	含量	名称	含量
蛋白质	13.2 克	脂肪	0.3 克
碳水化合物	75.4 克	胆固醇	—
膳食纤维	1.0 克	维生素 A	—
胡萝卜素	—	维生素 B_1	0.29 毫克
维生素 B_2	—	烟酸	—
维生素 C	79 毫克	维生素 E	—
钙	65 毫克	磷	297 毫克
钾	798 毫克	钠	36.8 毫克
锌	1.98 毫克	硒	19.3 微克

可降血压蔬菜

西红柿

所含番茄红素可防治高胆固醇，减缓心血管疾病的发展。

西红柿又名番茄，属茄科，一年生草本蔬菜，味甘，性微寒，全株有软毛，花黄色，18 世纪传入中国，目前西红柿有 4700 多个品种。西红柿中小的叫"圣女果"，形如樱桃；大的状如苹果，有扁的，也有圆的。西红柿的颜色有大红的、粉红的、青绿的，还有鲜红的。它含有多种氨基酸和维生素，而且矿物质和微量元素含量也很高。

降压功效

西红柿中的番茄红素具有类似胡萝卜素的强力抗氧化作用，可清除自由基。能防止低密度脂蛋白受到氧化，还能降低血浆胆固醇浓度。西方国家多用天然的番茄红素来防治高胆固醇或高脂血症，减缓心血管疾病的发展。

其他功效

西红柿含有丰富的钙、磷、铁、胡萝卜素及 B 族维生素和维生素 C，生熟皆能食用，味微酸适口。西红柿能生津止渴、健胃消食，故对食欲不振者有很好的辅助治疗作用。西红柿肉汁多，对肾炎病人有很好的食疗作用，而且含糖量较低，可以作为糖尿病患者的食疗食品。西红柿有美容效果，常吃具有使皮肤细滑白皙的作用，可延缓衰老。它富含丰富的番茄红素，具有抗氧化功能，能防癌，且对动脉硬化患者有很好的食疗作用。

营养师健康提示

西红柿营养丰富，一般人均可食用，特别适合糖尿病患者食用，但要注意青色的西红柿不宜食用。胃酸过多者以及空腹时不宜吃西红柿，因为西红柿中含有大量的胺质、果质和可溶性收敛剂等，食后会引起胃胀痛。

食用西红柿要注意：要选择个大、圆润、丰满、外观漂亮的食用。不要吃长有赘生物的西红柿，因为这个赘生物是肿瘤。

不吃未成熟的西红柿：青色的西红柿含有大量的有毒番茄碱，食用后会出现恶心、呕吐、全身乏力等中毒症状，对身体有害。

不要空腹吃西红柿：西红柿含有大量的胶质、果质、柿胶粉、可溶性收敛剂等成分。这些物质容易与胃酸起化学反应，结成不易溶解的块状物，阻塞胃的出口从而引起腹痛。

选购

催熟的西红柿多为反季节上市，大小通体全

红，手感很硬，外观呈多面体，子呈绿色或未长子，瓤内无汁；而自然成熟的西红柿周围有些绿色，捏起来很软，外观圆滑，透亮而无斑点，而子粒是土黄色，肉质为红色，沙瓤，多汁。

适用量

每天约 100 克。

总热量

19 千卡（每 100 克可食用部分）。

西红柿营养成分（每 100 克可食用部分）

名称	含量	名称	含量
脂肪	0.2 克	蛋白质	0.9 克
碳水化合物	3.54 克	维生素 A	92 微克
维生素 B_1	0.03 毫克	维生素 B_2	0.03 毫克
维生素 B_6	0.08 毫克	维生素 C	8 毫克
维生素 E	0.57 毫克	维生素 K	4 微克
维生素 P	700 微克	胡萝卜素	0.37 毫克
叶酸	22 微克	泛酸	0.17 毫克
烟酸	0.6 毫克	膳食纤维	0.5 克
钙	10 毫克	铁	0.8 毫克
钠	5 毫克	铜	0.06 毫克

可降血压蔬菜

茼蒿

含有挥发性的精油，具有降血压、补脑的作用。

茼蒿又名蓬蒿、蒿子秆，由于味道与花的形状似菊花，故有的地方也叫"菊花菜"。因采其上部嫩叶后，下部叶腋便生新芽，春、夏、秋三季可随时采摘，因而民间又称其为"无尽菜"。

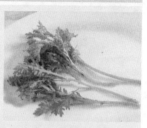

茼蒿是菊科菊属一二年生草本植物，具有特殊香味，幼苗或嫩茎叶供生炒、凉拌、做汤。茼蒿营养丰富，尤其胡萝卜素的含量比一般蔬菜都高，是蔬菜中著名的苦味菜。

降压功效

茼蒿含有一种挥发性的精油，以及胆碱等物质，具有降血压、补脑的作用。

其他功效

茼蒿的营养成分以维生素 A 的含量最多，是黄瓜、茄子的 15~30 倍，此外维生素 B_2、维生素C以及钙、铁的含量也很丰富。

荷蒿中含有特殊香味的挥发油，可宽中理气，消食开胃，增加食欲；所含粗纤维有助于肠道蠕动，促进排便；所含维生素及多种氨基酸、脂肪、蛋白质能养心安神，润肺补肝，稳定情绪，防止记忆力减退。

另外荷蒿中富含铁、钙营养元素，可以帮助身体制造新血液，增强骨骼的坚硬性，这对老年人预防贫血和骨折有好处。

典籍记载

《备急千金要方》："安心气，养脾胃，消痰饮。"
《得配本草》："利肠胃，通血脉，除膈中臭气。"
《本经逢原》："荷蒿气浊，能助相火，禹锡言多食动风气，熏人心，令人气满。"

营养师健康提示

适宜烦热头晕、睡眠不安之人食用。有高血压头昏脑涨、大便干结、贫血等症状者均宜食用。

荷蒿中的芳香精油遇热容易挥发，会减弱荷蒿的健胃作用，所以调食应该注意旺火快炒。荷蒿做汤或者凉拌对肠胃功能不好的人有利。

适用量

每日40克。

总热量

21 千卡（每 100 克可食用部分）。

| 蒿蒿营养成分（每 100 克可食用部分） |||||
名称	含量	名称	含量
碳水化合物	3.9 克	脂肪	0.3 克
蛋白质	1.9 克	纤维素	1.2 克
维生素 A	252.0 微克	维生素 C	18.0 毫克
维生素 E	0.92 毫克	胡萝卜素	1510.0 微克
硫胺素	0.04 毫克	核黄素	0.09 毫克
烟酸	0.6 毫克	胆固醇	—
镁	20.0 毫克	钙	73.0 毫克
铁	2.5 毫克	锌	0.35 毫克
铜	0.06 毫克	锰	0.28 毫克
钾	220.0 毫克	磷	36.0 毫克
钠	161.3 毫克	硒	0.6 微克

可降血压蔬菜

菠菜

富含钾元素，能有效降低血压，非常适宜高血压患者食用。

古代中国人称菠菜为"红嘴绿鹦哥"，又叫波斯菜、赤根菜。《本草纲目》中认为食用菠菜可以"通血脉，开胸膈，下气调中，止渴润燥"。古代阿拉伯人称它为"蔬菜之王"。菠菜不仅含有大量的胡萝卜素和铁，也是维生素 B6、叶酸、铁质和钾质的极佳来源。菠菜含有大量的蛋白质，每 500 克菠菜的蛋白质含量相当于两个鸡蛋的蛋白质含量。

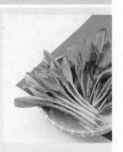

降压功效

每 100 克菠菜含钾 500 毫克，非常适合高血压患者食用，还含有丰富的维生素 C 与矿物质钙，菠菜的赤根中还含有一般蔬果所缺乏的维生素 K。

其他功效

菠菜叶中含有一种类胰岛素样物质，其作用与胰岛素非常相似，能使血糖保持稳定。菠菜丰富的维生素含量能够防止口角炎、夜盲等维生素缺乏症的发生。菠菜含有大量的抗氧化剂，具有抗衰老、促进细胞增殖的作用，既能激活大脑功能，又可增强青春活力，有助于防止大脑的老化，防治老年痴呆症。哈佛大学的一项研究还发现，每周食用2~4次菠菜的中老年人，可降低视网膜退化的危险，从而保护视力。中医认为菠菜味甘性凉，能养血、止血、敛阴、润燥，因而可防治便秘，使人容光焕发。

◆ 营养师健康提示

很多人都爱吃菠菜，但一定要注意，菠菜不能直接烹调或与豆腐同吃，因为它含草酸较多，易与钙结合形成草酸钙影响机体对钙的吸收。故吃菠菜时宜先用沸水烫软，捞出再炒。应尽可能地多吃一些碱性食品，如海带、蔬菜、水果等，以促使草酸钙溶解排出，预防结石。另外，凡腹泻、脾胃虚者不能食，肾功能不全者也不要多吃，而长时间电脑工作者及爱美人士应该常吃菠菜。

◆ 选购

选叶片鲜嫩、没有蛀洞的。

◆ 适用量

每次 80~100 克。

总热量

24 千卡（每 100 克可食用部分）。

菠菜营养成分（每 100 克可食用部分）

名称	含量	名称	含量
脂肪	0.3 克	蛋白质	2.4 克
碳水化合物	2.5 克	维生素 A	487 微克
维生素 B$_1$	0.04 毫克	维生素 B$_2$	0.11 毫克
维生素 B$_6$	0.3 毫克	维生素 C	15 毫克
维生素 E	1.74 毫克	生物素	7 微克
维生素 K	210 微克	胡萝卜素	13.32 毫克
叶酸	110 微克	泛酸	0.2 毫克
烟酸	0.6 毫克	膳食纤维	1.4 克
钙	158 毫克	铁	1.7 毫克
磷	44 毫克	钾	500 毫克
钠	117.8 毫克	铜	0.1 毫克
镁	58 毫克	锌	0.52 毫克
硒	0.97 微克		

可降血压蔬菜

苦瓜

保持血管弹性、维持正常生理功能，能防治高血压。

苦瓜为葫芦科植物苦瓜的果实，全国各地均有栽培，又名锦荔子、癞葡萄、癞瓜，是药食两用的食疗佳品。苦瓜作为餐桌上的佳肴，因其味苦、清香而特别诱人食欲。苦瓜的吃法很多，如炒苦瓜、干煸苦瓜、苦瓜炒肉丝等。苦瓜虽

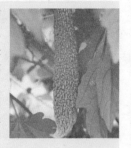

苦，但从不把苦味传给其他食物，苦瓜炖肉、清蒸苦瓜丸子等也深受大众喜爱，因此，苦瓜又被众多美食家誉为"君子菜"。

降压功效

苦瓜中维生素 C 的含量在瓜类中首屈一指，对保持血管弹性、维持正常生理功能，以及防治高血压、脑血管意外、冠心病等具有积极作用。钾可以保护心肌细胞，有效降低血压，苦瓜是高钾食物，每 100 克苦瓜食用部分含钾量高达 200 毫克，而含钠量则相对较低，仅为 1.8 毫克。

其他功效

苦瓜味苦性寒，维生素 C 含量丰富，有除邪热、解疲劳、清心明目、益气壮阳的功效。国外科学家还从苦瓜中提炼出一种被称为喹宁精的物质，含有生物活性蛋白，能提高免疫系统功能，同时还利于人体皮肤新生和伤口愈合。所以常吃苦瓜还能增强皮层活力，使皮肤变得细嫩健美。

苦瓜营养丰富，所含蛋白质、脂肪、碳水化合物等在瓜类蔬菜中较高，特别是维生素 C 含量每 100 克中高达 125 毫克，约为冬瓜的 5 倍，黄瓜的 14 倍，南瓜的 21 倍，居瓜类之冠；苦瓜还含有粗纤维、胡萝卜素、苦瓜苷、磷、铁和多种矿物质、氨基酸等；苦瓜还含有较多的脂蛋白，可帮助人体免疫系统抵抗癌细胞，经常食用可以增强人体免疫功能。苦瓜的苦味，是由于它含有抗疟疾的喹宁，喹宁能抑制过度兴奋的体温中枢，因此，苦瓜具有清热解毒的功效。

营养师健康提示

苦瓜营养丰富，一般人均可食用，特别适合糖尿病患者食用。

脾胃虚寒者不宜生食，食之令人吐泻腹痛。

孕妇不宜多食。

选购

要选择颜色青翠、新鲜的。

适用量

每次约 100 克。

总热量

19 千卡（每 100 克可食用部分）。

苦瓜营养成分（每 100 克可食用部分）

名称	含量	名称	含量
脂肪	0.1 克	泛酸	0.37 毫克
蛋白质	1.2 克	烟酸	0.3 毫克
碳水化合物	3 克	膳食纤维	1.5 克
维生素 A	10 微克	钙	34 毫克
维生素 B	10.07 毫克	铁	0.6 毫克
维生素 B$_2$	0.04 毫克	磷	36 毫克
维生素 B$_6$	0.06 毫克	钾	200 毫克
维生素 C	125 毫克	钠	1.8 毫克
维生素 E	0.85 毫克	铜	0.06 毫克
维生素 K	41 微克	镁	18 毫克
胡萝卜素	0.06 毫克	锌	0.29 毫克
叶酸	72 微克	硒	0.36 毫克

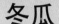 **可降血压蔬菜**

冬瓜

钾含量高, 钠含量低, 非常适合高血压患者食用。

冬瓜俗名白瓜、水芝、地芝。这是一种名不副实的瓜, 它产于夏季而非冬季, 之所以被称为冬瓜, 是因为它成熟时表皮上有一层白色的霜状粉末, 就像冬天结的霜一样。它的肉质清凉, 不含脂肪, 碳水化合物含量少, 故热值低, 属于清淡性食物, 是夏季极佳的消暑蔬菜。

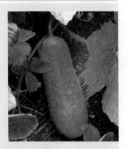

降压功效

冬瓜富含多种维生素、粗纤维和钙、磷、铁等微量元素, 且钾盐含量高, 钠盐含量低, 对于需要低钠食物的高血压、肾病、浮肿等患者, 尤为适合。

其他功效

利尿消水肿:《本草再新》中记载, "(冬瓜) 清心火, 泻脾火, 利湿驱风, 消肿止渴, 解暑化热", 肾病水肿患者可多食。

清热化痰止咳：冬瓜子中含有脲酶、组胺酸等成分，也有葫芦巴碱，可有效地预防哮喘的发生。《本草纲目》中记载，冬瓜可"去肿、定喘、止咳、化痰、除烦"。

典籍记载

《神农本草经》："令人悦泽好颜色，益气不饥，久服轻身耐老。"

《名医别录》："主治小腹水胀，利小便，止渴。"

《日华子本草》："除烦，治胸膈热，消热毒痈肿，退痒子。"

《本草备要》："寒泻热，甘益脾，利二便、水肿，止消渴，散热毒、痈肿。"

营养师提示

市场上的冬瓜有青皮、黑皮和白皮三类。其中，黑皮冬瓜肉厚，肉质致密，食用品质最好。

冬瓜性偏寒，久病之人不能多吃，平素脾肾阳虚及久病滑泻的人不能吃。

选购

选购冬瓜时用手指甲掐一下，以皮较硬、肉质致密者为佳。市面上切开分售的冬瓜，以种子已成熟且变成黄褐色者为佳。

适用量

高血压每日可进食 500 克冬瓜。

总热量

11 千卡（每 100 克可食用部分）。

冬瓜营养成分（每 100 克可食用部分）

名称	含量	名称	含量
碳水化合物	2.6 克	脂肪	0.2 克
蛋白质	0.4 克	纤维素	0.7 克
维生素 A	13.0 微克	维生素 C	18.0 毫克
维生素 E	0.08 毫克	胡萝卜素	80.0 微克
硫胺素	0.01 毫克	核黄素	0.01 毫克
烟酸	0.3 毫克	胆固醇	—
镁	8.0 毫克	钙	19.0 毫克
铁	0.2 毫克	锌	0.07 毫克
铜	0.07 毫克	锰	0.03 毫克
钾	78.0 毫克	磷	12.0 毫克
钠	1.8 毫克	硒	0.22 微克

此外，冬瓜中还含有葫芦巴碱和丙醇二酸等有机物。

可降血压蔬菜

黄瓜

所含维生素P有保护心血管、降低血压的作用。

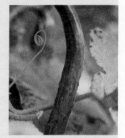

　　黄瓜是群众喜爱的一种蔬菜，它之所以姓"黄"，是因为它成熟后，浑身变成黄色的缘故。据《齐民要术》记载，在北魏时，采摘黄瓜要等色黄的时候。现在，黄瓜黄了只能留作种子用，不供食用，只有碧绿青翠的嫩黄瓜才招人喜欢。黄瓜最初叫"胡瓜"，这是因为它是西汉时从西域引进的。李时珍说："张骞使西域得种，故名胡瓜。"可见，中国引进黄瓜已有2000多年的历史。后赵王朝的建立者石勒反对把北方少数民族叫"胡人"，为了避讳，也将胡瓜改称黄瓜。

降压功效

　　黄瓜中的维生素P有保护心血管、降低血压的作用。黄瓜的热量很低，对于高血压、高血脂，以及合并肥胖症的糖尿病患者，是一种理想的食疗蔬菜。

其他功效

现代药理学研究认为，鲜黄瓜中含有一种叫丙醇二酸的物质，它有抑制糖类转化为脂肪的作用，因此，多吃黄瓜有减肥作用。黄瓜还有一种特殊的美容功能，用黄瓜汁来清洁和保护皮肤，或用捣碎的黄瓜来舒展皱纹都颇为有效。最简便易行的方法是将黄瓜切片抹患处，每日 2~3 次，此方法适用于防治因日晒引起的皮肤发黑、粗糙等，因黄瓜中所含的黄瓜油对吸收紫外线有良好的作用。

黄瓜除有特殊的减肥美容作用外，还具有防治疾病的作用。动物实验证明，黄瓜头中含有一种葫芦素 C，这种物质具有明显的抗肿瘤作用。鲜黄瓜中含有纤维素，既能加速肠道腐败物质的排泄，又有降低血液中胆固醇的功能，因此，患有肥胖病、高胆固醇和动脉硬化的病人，常吃黄瓜大有益处。近年来的临床实践还证明，黄瓜藤有良好的扩张血管、减慢心率、降低血压和降低胆固醇的作用；黄瓜霜具有治疗咽喉肿痛的作用；黄瓜叶和藤部则具有清热、利水、除湿、滑肠、镇痛等功效。

营养师健康提示

黄瓜虽然可果、可蔬，但由于维生素及其他营养素含量较少，不宜单独食用，最好与其他蔬菜、水果同吃，以保证机体所需的营养素。另外，生吃时一定要洗净，以免引起肠道疾病。

选购

以新鲜无蔫状的为佳。

适用量

每天 1 条（100 克左右）。

总热量

15 千卡（每 100 克可食用部分）。

黄瓜营养成分（每 100 克可食用部分）

名称	含量	名称	含量
脂肪	0.2 克	蛋白质	0.8 克
碳水化合物	2.4 克	维生素 A	15 微克
维生素 B$_1$	0.04 毫克	维生素 B$_2$	0.04 毫克
维生素 B$_6$	0.15 毫克	维生素 C	9 毫克
维生素 E	0.46 毫克	维生素 K	34 微克
胡萝卜素	0.09 毫克	叶酸	25 微克
泛酸	0.2 毫克	烟酸	0.2 毫克
膳食纤维	0.5 克	钙	24 毫克
铁	0.5 毫克	磷	24 毫克
钾	102 毫克	钠	4.9 毫克
锌	0.18 毫克	硒	0.38 微克

可降血压蔬菜

茄子

富含维生素P，可防止微血管破裂出血，使心血管保持正常。

　　茄子，属茄科植物茄的果实，其别名叫落苏、草鳖甲。落苏亦称酪酥，因其味老如酥酪故得其雅名；而谓之草鳖甲者，实因古人善以干茄治疗疟疾寒热，加之鳖甲亦有清热除湿、滋阴治疟之功，和干茄同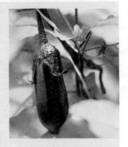类，故在避讳其名中，则又冠以草鳖甲之名也。茄子的种类很多，从形态上讲，目前常见的茄子有圆茄、灯泡茄、线茄等三种；从颜色上分，又有紫茄、白茄、青茄等。

降压功效

　　茄子中维生素 P 的含量很高，维生素 P 能使血管壁保持弹性，防止微血管破裂出血，使心血管保持正常的功能。经常吃些茄子，有助于防治高血压。

其他功效

　　茄子的营养比较丰富，含有蛋白质、脂肪、碳水化合物、多种维生素以及钙、磷、铁等多种营养成分，特别是维生素 P 的含量很高，每 100 克中即含维生素 P 700 微克，这是许多蔬菜水果望尘莫及的。

维生素 P 能使血管壁保持弹性，防止硬化和破裂，所以经常吃些茄子，有助于防治高血压、冠心病、动脉硬化和出血性紫癜，对心血管疾病并发糖尿病的患者来说，食疗作用更为明显。

中医学认为，茄子属于寒凉性质的食物，所以夏天食用，有助于清热解暑。对于容易长痱子、生疮疖的人，尤为适宜。消化不良、容易腹泻的人，则不宜多食。

典籍记载

李时珍在《本草纲目》中记载：将带蒂的茄子焙干，研成细末，用酒调服治疗肠风下血。

《滇南本草》记载，茄子能散血、消肿、宽肠，所以，大便干结、痔疮出血以及患湿热黄疸的人，多吃些茄子，也有帮助，可以选用紫茄同大米煮粥吃。《滇南本草》主张用米汤调服，更为妥当，因为肠风下血和痔疮出血，都不宜用酒。

营养师健康提示

茄子秋后其味偏苦，性寒更甚，体质虚冷之人不宜多食。油炸的茄子会大量流失其含有的维生素 P，可挂糊上浆后再炸，能减少营养的损失。

选购

购回茄子后用保鲜膜装好，放入冰箱，恒温可保鲜 1~2 天。新鲜的茄子为深紫色、有光泽，带未干枯的柄，粗细均匀，无斑。

适用量

每次约 100 克。

总热量

14 千卡（每 100 克可食用部分）。

茄子营养成分（每 100 克可食用部分）

名称	含量	名称	含量
脂肪	0.3 克	蛋白质	0.8 克
碳水化合物	4 克	维生素 A	63 微克
维生素 B₁	0.03 毫克	维生素 B₂	0.04 毫克
维生素 B₆	0.06 毫克	维生素 C	8 毫克
维生素 E	1.13 毫克	维生素 P	700 微克
维生素 K	9 微克	胡萝卜素	0.04 毫克
叶酸	19 微克	泛酸	0.6 毫克
钙	32 毫克	铁	0.4 毫克
钠	11.3 毫克	铜	0.1 毫克

可降血压蔬菜

白菜

富含维生素C，常食可预防动脉粥样硬化。

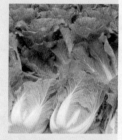

白菜古时又叫菘，有"菜中之王"的美名。齐白石老先生有一幅写意的大白菜图，并题句说："牡丹为花中之王，荔枝为百果之先，独不论白菜为蔬之王，何也？"于是，"菜中之王"的美名不胫而走，流传开来。在中国北方的冬季，大白菜更是餐桌上必不可少的，故有"冬日白菜美如笋"之说。大白菜具有较高的营养价值，有"百菜不如白菜"的说法。

降压功效

白菜叶含有较多的维生素C，常食对预防动脉粥样硬化或某些心血管病大有好处，和其他食物配合制成食疗菜，如白菜豆腐汤，适于高血压患者食用。

其他功效

大白菜中含有丰富的粗纤维，能促进胃肠蠕

动，减少粪便在体内的存留时间，这样能够减少大便中各种致癌物质与肠黏膜的接触时间，降低致癌物质和毒素对肠黏膜的刺激强度。

大白菜是果蔬中的含锌冠军，可促进人体对钙的吸收，减少钙的流失。

❦ 典籍记载

元代忽思慧在《饮膳正要》中写到："白菜，味甘，温，无毒。主通肠利胃，除胸中烦，解酒毒。"

王士雄在《随息居饮食谱》中记载品评吃大白菜的好处说："甘平养胃，荤素皆宜，味胜珍馐。"

清代《本草纲目拾遗》记载说："白菜汁，甘温无毒，利肠胃，除胸烦，解酒渴，利大小便，和中止嗽。"

❦ 营养师健康提示

切白菜时，宜顺丝切，白菜易熟。烹调时不宜用煮焯等方法，易造成营养素的大量损失。

白菜在腐烂的过程中会产生毒素，所产生的亚硝酸盐能使血液中的血红蛋白丧失携氧能力，使人体发生严重缺氧，甚至有生命危险。

❦ 选购

挑选包心的大白菜，以直到顶部包心紧、分量重、底部突出、根的切口大的为好。

适用量

每次 100 克。

总热量

13 千卡（每 100 克可食用部分）。

白菜营养成分（每 100 克可食用部分）

名称	含量	名称	含量
蛋白质	1.0 克	脂肪	0.1 克
碳水化合物	2.9 克	胆固醇	—
膳食纤维	1.0 克	维生素 A	2 微克
胡萝卜素	10 微克	维生素 B_1	0.02 毫克
维生素 B_2	0.01 毫克	烟酸	0.32 微克
维生素 C	8 毫克	维生素 E	0.06 毫克
钙	29 毫克	磷	21 毫克
钾	109 毫克	钠	39.9 毫克
镁	12 毫克	铁	0.3 毫克
锌	0.15 毫克	硒	0.04 微克
铜	0.01 毫克	锰	0.05 毫克

可降血压蔬菜

竹笋

富含维生素C，常食可预防动脉粥样硬化。

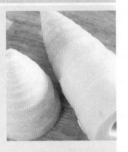

竹笋原产东亚，中国食竹笋历史悠久。竹笋的种类繁多，大致可分为冬笋、春笋、鞭笋三类。冬笋为毛竹冬季生于地下的嫩茎，白色、质嫩、味美；鞭笋为毛竹夏季生长在泥土中的嫩权头，状如马鞭，色白，质脆，味微苦而鲜。竹笋，自古被视为"菜中珍品"。清代文人李笠翁把竹笋誉为"蔬菜中第一品"，认为肥羊嫩猪也比不上它。

降压功效

竹笋是高蛋白、低糖、低脂肪、低淀粉、多纤维食物，尤其是人体必需的 8 种氨基酸一应俱全。

养生学家发现，竹林丛生之地的人们多长寿，且极少患高血压，这与经常吃竹笋有一定关系。

其他功效

竹笋是天然无污染的绿色食品。脆嫩鲜美的竹笋营养丰富，其味甘、性寒，含有高蛋白、低脂肪、低淀粉。据资料介绍每100克竹笋中含蛋白质2.6克、脂肪0.2克，糖类3.6克、钙9毫克、磷64毫克，还有大量的维生素 B_1、维生素 B_2、维生素 C 等。

具有消渴、利尿、化痰、吸附脂肪、助消化、去积食等功效，适用于浮肿、腹水、急性肾炎、喘咳、糖尿病等患者，对预防肠癌和单纯性肥胖亦有益。

营养师健康提示

竹笋营养丰富，一般人均可食用，但是严重肾炎、尿道结石、胃痛出血、慢性肠炎、久泻滑脱者要谨慎食用。

竹笋是低脂肪、低糖、多膳食纤维的食品，能吸附大量的油脂，并促进胃肠道吸收，可有效防治心血管疾病和便秘，可以经常食用。

竹笋含有人体需要的营养素，但也含有人体不适用的成分，即草酸盐。人们必须根据自身的健康状况来选食竹笋。患有泌尿系统和结石的患者不宜多吃，因为竹笋中的草酸盐能与其他食物中的钙质结合成难以溶解的草酸钙，会加重病情。另外，竹笋是寒性食品，有涩味，含较多的粗纤维，容易使胃肠蠕动加快，对胃溃疡、十二指肠溃疡、胃出血患者极为不利，也使慢性胃肠炎病不易康复。为了减少草酸盐对人体的影响，食用时一般将笋在开水中煮 5~10 分钟，经高温来分解去掉大部分的草酸盐和涩味，捞出再配以其他食品烹饪。

选购

选购以长成弯曲牛角造型、色泽鲜明、笋壳光滑、笋尖金黄、笋头切口处毛细孔细密不粗糙的为佳。

适用量

每次约 50 克。

总热量

19 千卡（每 100 克可食用部分）。

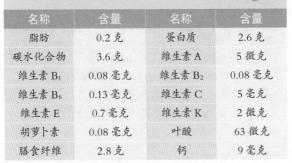

竹笋营养成分（每 100 克可食用部分）

名称	含量	名称	含量
脂肪	0.2 克	蛋白质	2.6 克
碳水化合物	3.6 克	维生素 A	5 微克
维生素 B_1	0.08 毫克	维生素 B_2	0.08 毫克
维生素 B_6	0.13 毫克	维生素 C	5 毫克
维生素 E	0.7 毫克	维生素 K	2 微克
胡萝卜素	0.08 毫克	叶酸	63 微克
膳食纤维	2.8 克	钙	9 毫克

可降血压蔬菜

莴笋

莴笋中含钾离子是钠离子的数倍,具有降血压作用。

莴笋,又名莴苣、生笋、白笋、千金菜等。莴笋口感鲜嫩,色泽淡绿,如同碧玉一般,制作菜肴可荤可素,可凉可热,口感爽脆。莴苣是绿叶类蔬菜中营养成分较多的一种,对人体健康具有重要意义。

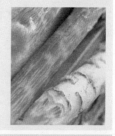

降压功效

莴笋中所含钾离子是钠离子的数倍,这种高钾低钠的比例,有助于保持体内的水盐代谢平衡,具有强心、利尿、降血压等作用。

其他功效

莴笋可刺激胃肠蠕动,对糖尿病引起的胃轻瘫以及便秘有辅助治疗作用。莴笋中所含的钾离子是钠离子的数倍,能刺激消化液的分泌,促进食欲,并能改善肝脏功能,有助于抵御风湿性疾病和痛风。莴笋含钾量最高,有利于促进排尿,减少对心房的压力,对高血压和心脏病患者极为有益。莴笋含有少量的碘元素，它对人的基础代谢、心智、体格发育，甚至情绪调节都有重大影响，因此莴笋具有镇静作用，经常食用有助于消除紧张、帮助睡眠。

营养师健康提示

莴笋叶的营养远远高于莴笋茎，因为其叶比茎所含胡萝卜素高出 70 余倍，维生素 B_1 含量叶是茎的 2 倍，维生素 B_2 含量叶是茎的 5 倍，维生素 C 含量叶是茎的 3 倍，因此莴笋叶丢弃不吃实在是太可惜了。此外，秋季易患咳嗽的人，多吃莴笋叶还可平咳。

莴笋中的某种物质对视神经有刺激作用。古书记载莴笋多食使人目糊，停食数天，则能自行恢复，故视力弱者不宜多食，有眼疾特别是夜盲症的人也应少食。

在烹饪方面也要注意以下几个方面：第一，莴笋怕咸，盐要少放才好吃；第二，焯莴笋时一定要注意时间和温度，焯的时间过长、温度过高会使莴苣绵软，失去清脆口感；第三，莴笋是传统的丰胸蔬菜，与含 B 族维生素的牛肉一并食用，具有调养气血的作用，可以促使乳房部位的营养供应；第四，莴笋下锅前挤干水分，可以增加莴笋的脆嫩，但从营养角度考虑，不应挤干水分，这会丧失大量的水溶性维生素。

选购

选青嫩新鲜的。

适用量

每次约 60 克。

总热量

14 千卡（每 100 克可食用部分）。

莴苣营养成分（每 100 克可食用部分）

名称	含量	名称	含量
脂肪	0.1 克	蛋白质	1 克
碳水化合物	2.8 克	维生素 A	25 微克
维生素 B_1	0.02 毫克	维生素 B_2	0.02 毫克
维生素 B_6	0.05 毫克	维生素 C	4 毫克
维生素 E	0.19 毫克	维生素 K	54 微克
胡萝卜素	0.15 毫克	叶酸	120 微克
泛酸	0.23 毫克	烟酸	0.5 毫克
膳食纤维	0.6 克	钙	23 毫克
铁	0.9 毫克	磷	48 毫克
钾	212 毫克	钠	36.5 毫克
铜	0.07 毫克	镁	19 毫克
锌	0.33 毫克	硒	0.54 微克

可降血压蔬菜

荸荠

含有不耐热的抗菌成分, 可有效降低血压。

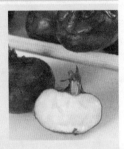

　　荸荠俗称地栗、马蹄、乌芋, 中国古代最早的名物工具书《尔雅》称之为"凫茈", 是因为凫鸟喜食而得名。它皮色紫黑, 肉质洁白, 味甜多汁, 清脆可口, 自古有"地下雪梨"的美誉, 北方人视之为"江南人参"。它是大众喜爱的时令之品, 中国很多地方都有种植。

降压功效

　　荸荠中含有不耐热的抗菌成分——荸荠英, 对金黄色葡萄球菌、大肠杆菌及绿脓杆菌等均有一定的抑制作用, 同时对降低血压也有一定效果。荸荠还含粗纤维, 可防止便秘, 还具有清热解毒、降血压、利尿等作用。

其他功效

　　荸荠中含有磷是根茎蔬菜中最高的, 能促进人体生长发育和维持生理功能, 对牙齿骨骼的发育有很大好处，同时可促进体内的糖、脂肪、蛋白质三大物质的代谢，调节酸碱平衡。因此荸荠适于儿童食用。

荸荠英这种物质还对肺部、食道和乳腺的癌肿有防治作用。荸荠还有预防急性传染病的功能，在麻疹、流行性脑膜炎较易发生的春季，荸荠是很好的防病食品。

荸荠是寒性食物，有清热泻火的功效。既可清热生津，又可补充营养，最宜用于发烧病人。它具有凉血解毒、利尿通便、化湿祛痰、消食除胀等功效。

营养师健康提示

喉干舌燥、肝胃积热、喉咙有寒痰时，宜多吃荸荠。

荸荠不宜生吃，因为荸荠生长在泥中，外皮和内部都有可能附着较多的细菌和寄生虫，所以一定要洗净煮透后方可食用，而且煮熟的荸荠更甜。

荸荠属于生冷食物，对脾肾虚寒和有血瘀的人来说不太适合。

适用量

每日 40 克。

总热量

59 千卡（每 100 克可食用部分）。

荸荠营养成分（每 100 克可食用部分）

名称	含量	名称	含量
碳水化合物	14.2 克	脂肪	0.2 克
蛋白质	1.2 克	纤维素	1.1 克
维生素 A	3.0 微克	维生素 C	7.0 毫克
维生素 E	0.65 毫克	胡萝卜素	20.0 微克
硫胺素	0.02 毫克	核黄素	0.02 毫克
烟酸	0.7 毫克	胆固醇	–
镁	12.0 毫克	钙	4.0 毫克
铁	0.6 毫克	锌	0.34 毫克
铜	0.07 毫克	锰	0.11 毫克
钾	306.0 毫克	磷	44.0 毫克
钠	15.7 毫克	硒	0.7 微克

可降血压蔬菜

竹荪

能调整人体内血脂和脂肪酸的含量，能有效降低血压。

竹荪又名竹笙、竹参，外形似纱罩，是寄生在枯竹根部的一种隐花菌类，形状略似汽灯纱罩。它有深绿色的菌帽，雪白色圆柱状的菌柄，粉红色的蛋形菌托，在菌柄顶端有细致洁白的网状裙，从菌盖向下铺开，整个菌体显得十分俊美。它的营养价值很高，素有"真菌之花""菌中皇后"之称，也被认为是"草八珍"之一。

降压功效

竹荪属于碱性食品，长期服用能调整中老年人体内血脂和脂肪酸的含量，还有降低高血压的作用。

其他功效

竹荪含有多种氨基酸、维生素、无机盐等，具有滋补强壮、益气补脑、宁神健体的功效。

竹荪的有效成分可补充人体必需的营养物质，提高机体的免疫抗病能力。

竹荪能够保护肝脏，减少腹壁脂肪的积存，有俗称"刮油"的作用，从而产生降血压、降血脂和减肥的效果。

营养师健康提示

竹荪人人都可以食用，尤其适合减肥者长期食用。干品烹制前应先以淡盐水泡发，并剪去菌盖头（封闭的一端），否则会有异味。竹荪还有防止食物腐败的作用，在炎热的夏季做菜煲汤时，放少许竹荪，可防止食物酸败，延长存放时间。

适用量

每日 40 克。

总热量

155 千卡（每 100 克可食用部分）。

竹荪营养成分（每 100 克可食用部分）

名称	含量	名称	含量
碳水化合物	60.3 克	脂肪	3.1 克
蛋白质	17.8 克	纤维素	1.1 克
钙	18.00 毫克	镁	114.00 毫克
磷	289.00 毫克	铁	17.80 毫克
钾	11882.00 毫克	锌	2.20 毫克
钠	50.00 毫克	硒	4.17 毫克

可降血压水果

猕猴桃

无公害果品，含钾丰富，非常适宜高血压患者食用。

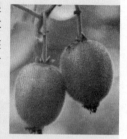

猕猴桃又叫奇异果，很多人以为是新西兰特产，其实它的祖籍是中国，因猕猴喜食而得名，一个世纪以前才引入新西兰。

关于猕猴桃的药用价值，中国历代医书均有记载，认为它能"调中下气"，具有止渴健胃、清热利尿、润燥通便、增强人体免疫力的作用，适用于消化不良、食欲不振、呕吐及维生素缺乏等症。近代医学研究表明，常食猕猴桃，有降低胆固醇及甘油三酯的作用，对高血压、高血脂、肝炎、冠心病、尿道结石有预防和辅助治疗的作用。

猕猴桃的病虫害少，一般无需使用农药，是极少数没有农药污染的无公害果品之一，这是维护人体健康的最佳保证。

降压功效

猕猴桃属于高钾水果，非常适合高血压患者食用。

其他功效

猕猴桃中含有的血清促进素具有稳定情绪、镇静心情的作用，对防治抑郁症有一定功效。

猕猴桃含有较高的膳食纤维和多种维生素，对便秘、减肥和美容有一定功效。

猕猴桃中含有高达 8% 的叶酸，有"天然叶酸大户"之美誉。叶酸是一种水溶性 B 族维生素，对细胞的分裂生长及核酸、氨基酸、蛋白质的合成起着重要的作用，是胎儿生长发育不可缺少的营养素。孕妇叶酸缺乏有可能导致胎儿出生时出现低体重、唇腭裂、心脏缺陷等。孕前或怀孕初期，如常吃猕猴桃，有助于防治胎儿各种生育缺陷和先天性心脏病。

所以，准妈妈们可以经常食用猕猴桃，因叶酸和维生素类遇高温易分解破坏，故猕猴桃以生吃为好。

营养师健康提示

猕猴桃性质寒凉，脾胃功能较弱的人食用过多，会导致腹痛腹泻。

由于猕猴桃中维生素 C 的含量颇高，易与奶制品中的蛋白质凝结成块，不但影响消化吸收，还会使人出现腹胀、腹痛、腹泻，故食用猕猴桃后不要马上喝牛奶或食用其他乳制品。

适用量

每日 200 克。

总热量

56 千卡（每 100 克可食用部分）。

猕猴桃营养成分（每 100 克可食用部分）

名称	含量	名称	含量
蛋白质	0.8 克	脂肪	0.6 克
碳水化合物	14.5 克	胆固醇	–
膳食纤维	2.6 克	维生素 A	22 微克
胡萝卜素	130 微克	维生素 B$_1$	0.05 毫克
维生素 B$_2$	0.02 毫克	烟酸	0.3 毫克
维生素 C	62 毫克	维生素 E	2.43 毫克
钙	27 毫克	磷	26 毫克
钾	144 毫克	钠	10 毫克
镁	12 毫克	铁	1.2 毫克
锌	0.57 毫克	硒	0.28 微克
铜	1.87 毫克	锰	0.73 毫克

可降血压水果

红枣

富含黄酮类、芦丁，可有效保护血管、使血管软化。

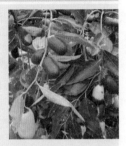

红枣味道甘甜，亦果亦药，深受大众喜爱。因其有补益和美颜功效，民间流传着"日食三枣，青春不老"的说法。新鲜的红枣，维生素和矿物质含量都很丰富，包含的种类也较齐全，其中最显著的就要数维生素 C 了。红枣维生素 C 的含量是柑橘的 10 倍左右，是苹果、葡萄的 60 倍左右，再加上椭圆形类似胶囊的外形，因而就有人爱称其为"天然的维生素 C 丸"。充足的维生素、矿物质，以及植物生物活性物质使得红枣具有很好的抗氧化性和抗癌功能。

降压功效

红枣中黄酮类、芦丁含量较高，黄酮可保护血管，芦丁可使血管软化，有降血压的作用，所以红枣是高血压患者的保健食品。

其他功效

红枣富含糖类、蛋白质、脂肪、有机酸，能

促进白细胞的生成，降低血清胆固醇，提高血清白蛋白含量，保护肝脏。红枣所含维生素C，能使体内多余的胆固醇转变为胆汁酸，减少结石形成的概率，所含钙和铁可防治骨质疏松和产后贫血。

"一日食三枣，百岁不显老"，红枣不但是美味果品，还是滋补良药，有强筋壮骨、补血行气、滋颐润颜之功效。红枣能作为药用，早在《本草备要》中就有记述，说红枣能"补气益中，滋脾土，润心肺，调营养，缓阴血，生津液，悦颜色，通九窍，助十二经，和百药。"李时珍在《本草纲目》中写道："大枣气味甘平，安中养脾气、平胃气、通九窍、助十二经，补少气，久服轻身延年。"现代医学研究表明，红枣对过敏性紫癜、贫血、高血压、急慢性肝炎、肝硬化、胃肠道肿瘤具有很好的疗效。

营养师健康提示

红枣虽然性温无毒，能补气悦颜，但大量生食会损脾作泻因此，由于外感风热而引起的感冒、发烧者及腹胀气滞者，都属于忌吃鲜大枣的人群。凡有痰湿、痰热、齿病、虫病者亦不宜多食。

红枣易腐烂，烂枣中含甲醇、甲醛、甲酸等有害物质，易引起中毒，宜少量购买，尽早食用。

含糖量较高，大便秘结、糖尿病患者不宜食用。

适用量

每日 3~5 个。

总热量

125 千卡（每 100 克可食用部分）。

红枣营养成分（每 100 克可食用部分）

名称	含量	名称	含量
蛋白质	1.1 克	脂肪	0.3 克
碳水化合物	30.5 克	胆固醇	–
膳食纤维	1.9 克	维生素 A	40 毫克
胡萝卜素	240 微克	维生素 B_1	0.06 毫克
维生素 B_2	0.09 毫克	烟酸	0.9 毫克
维生素 C	243 毫克	维生素 E	0.78 毫克
钙	22 毫克	磷	23 毫克
钾	375 毫克	钠	1.2 毫克
镁	25 毫克	铁	1.2 毫克
锌	1.52 毫克	硒	0.80 微克
铜	0.06 毫克	锰	0.32 毫克

可降血压水果

山楂

富含三萜类及黄酮类成分，具有显著的扩张血管和降压作用。

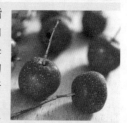

山楂又名山里红、胭脂红、红果、酸楂，为蔷薇科山楂属植物山楂或野山楂的果实，落叶乔木。为中国特有的果树，已有3000多年的栽培历史。

主产于山东、河南、江苏、浙江等地。

降压功效

山楂所含的三萜类及黄酮类等成分，具有显著的扩张血管及降压作用，有增强心肌、抗心律不齐、调节血脂及胆固醇含量的功能。

其他功效

山楂富含解脂酶，可促进脂肪类食物的消化，促进胃液分泌，增加胃内酶素，有助于胆固醇转化；山楂所含牡荆素能抗癌，抑制癌细胞在体内的生长、增殖和浸润转移；山楂所含槲皮苷能扩张血管、促进气管纤毛运动、排痰平喘。

典籍记载

《本草经疏》："山楂，《本经》云味酸气冷，然观其能消食积，行瘀血，则气非冷矣。有积滞则成下痢，产后恶露不尽，蓄于太阴部分则为儿枕痛。山楂能入脾胃消积滞，散宿血，故治水痢及产妇腹中块痛也。大抵其功长于化饮食，健脾胃，行结气，消瘀血，故小儿产妇宜多食之。《本经》误为冷，故有洗疮痒之用。"

《本草通玄》："山楂，味中和，消油垢之积，故幼科用之最宜。若伤寒为重症，仲景于宿滞不化者，但用大、小承气，一百一十三方中并不用山楂，以其性缓不可为肩弘任大之品。核有功力，不可去也。"

《本草求真》："山楂，所谓健脾者，因其脾有食积，用此酸咸之味，以为消磨，俾食行而痰消，气破而泄化，谓之为健，止属消导之健矣。至于儿枕作痛，力能以止；痘疮不起，力能以发；犹见通瘀运化之速。有大小二种，小者入药，去皮核，捣作饼子，日干用。出北地，大者良。"

营养师健康提示

胃酸过多、消化性溃疡者忌食用。健康的人食用山楂也应有节制。凡脾胃虚弱者忌食山楂；患有龋齿者，不宜多食山楂；服用人参或西洋参期间，忌食山楂；糖尿病人也忌食山楂。

妊娠妇女，患习惯性流产和先兆流产者，忌食山楂，以免伤胎坠胎。

选购

优质的山楂果形整齐端正，无畸形，果实个大且均匀，果皮新鲜红艳，有光泽，无皱缩，没有干疤、虫眼或外伤，并具有清新的酸甜滋味。

而劣质的山楂则皮色青暗，没有光泽，表皮皱缩，有虫眼、干疤或皱皮，果肉干硬或散软。

适用量

每日 5 个左右。

总热量

95 千卡（每 100 克可食用部分）。

山楂营养成分（每 100 克可食用部分）

名称	含量	名称	含量
蛋白质	0.5 克	脂肪	0.6 克
碳水化合物	25.1 克	胆固醇	–
膳食纤维	3.1 克	维生素 A	17 毫克
胡萝卜素	100 毫克	维生素 B_1	0.02 毫克
维生素 B_2	0.02 毫克	维生素 C	53 毫克
维生素 E	7.32 毫克	钙	52 毫克

可降血压水果

葡萄

富含钾元素，能帮助人体积累钙质，有效降低血压。

　　葡萄别名草龙珠、蒲桃、山葫芦，有黑、绿、紫、金黄、红色或白色等许多品种，是深受人们喜爱的水果之一。新鲜葡萄含水量高（约80％），营养丰富，还富含酒石酸、草酸、柠檬酸、苹果酸等多种营养成分。葡萄产热较高，热量主要

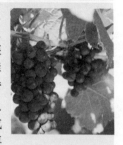

来源于葡萄中有甜味的碳水化合物——葡萄糖、果糖、蔗糖、木糖，其中以葡萄糖为主。中医认为，葡萄性平，味甘酸，可入肺、脾、肾经，有补气益血、滋阴生津、强筋健骨、通利小便之功效，可用于筋骨无力、风湿痹痛、面肢浮肿、小便不利等症。

降压功效

　　葡萄中钾元素含量较高，能帮助人体积累钙质，促进肾脏功能，调节心率。

其他功效

　　迅速缓解低血糖：现代医学认为葡萄的含糖量

达 8%~10%，葡萄中的糖主要是葡萄糖，能很快地被人体吸收。当人体出现低血糖时，及时饮用葡萄汁，可很快缓解症状。

抗衰老：葡萄中含的类黄酮是一种强力抗氧化剂，可抗衰老，并可清除体内自由基。

防癌：葡萄中含有一种抗癌微量元素，可以防止健康细胞癌变，阻止癌细胞扩散。

对抗疲劳和神经衰弱：葡萄还含有多种人体所需的氨基酸，常食葡萄对神经衰弱、疲劳过度大有裨益。

补虚弱：把葡萄制成葡萄干后，糖和铁的含量会相对高，是妇女、儿童和体弱贫血者的滋补佳品。老人饭前嚼食几粒葡萄干，既能开胃口，又可补虚弱。

营养师健康提示

葡萄含糖量高，多吃易引起内热、蛀牙、肥胖，导致腹泻等副作用。肠胃虚弱者、糖尿病患者最好少吃。

适用量

每日 100 克左右。

总热量

44 千卡（每 100 克可食用部分）。

葡萄营养成分（每 100 克可食用部分）

名称	含量	名称	含量
蛋白质	0.50 克	脂肪	0.2 克
碳水化合物	10.3 克	膳食纤维	0.4 克
钙	5 毫克	铁	0.4 毫克
磷	13 毫克	钾	104 毫克
钠	2.4 毫克	铜	0.09 毫克
镁	4 毫克	锌	0.18 毫克
硒	0.1 微克	维生素 B_1	0.02 毫克
维生素 B_2	0.02 毫克	维生素 B_6	0.04 毫克
维生素 C	4 毫克	维生素 E	0.70 毫克
胡萝卜素	20 毫克	泛酸	0.10 毫克
烟酸	0.20 毫克	维生素 A	8 毫克
叶酸	4 微克	生物素	44 微克

可降血压水果

苹果

富含钾元素，能促进钠从尿液排出，可有效防治高血压。

苹果又名奈、频婆，为蔷薇科乔木植物苹果的成熟果实，原产于欧洲。苹果的种类很多，有红香蕉苹果、红富士苹果、黄香蕉苹果等。苹果是世界上栽种最多，产量最高的水果之一。

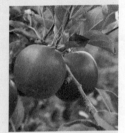

苹果是营养丰富的大众化水果，苹果表面光洁，色泽鲜艳，清香宜人，味甘甜，略带酸味。

降压功效

苹果中所含的钾，能促进钠从尿液排出。因此，对于进盐过多的人们，多吃苹果可以将体内多余的盐分排出，使血压下降。

其他功效

苹果性凉，味甘，有润肺、健胃、生津、止渴、止泻、消食、顺气、醒酒之功效。

苹果中含有葡萄糖、果糖、蛋白质、脂肪、维生素 C、维生素 A、维生素 E、磷、钙、锌及苹果酸、柠檬酸、酒石酸和钾、钠等。苹果适宜慢性胃炎、消化不良、气滞不通者食用；适宜慢性腹泻，神经性结肠炎之人食用；适宜便秘者食用；适宜高血压、高脂血症和肥胖症患者食用；适宜饮酒之后食用，可起到解酒效果；适宜癌症患者食用；适宜贫血之人和维生素 C 缺乏者食用。

　　苹果主要含碳水化合物，其中大部分是糖，还含有鞣酸、有机酸、果胶、纤维素、B 族维生素、维生素 C 及微量元素。中老年人常吃苹果有好处，不仅能止泻，对高血压病也有显著的预防效果。苹果具有预防癌症的特殊作用。苹果中含有大量的纤维素，常吃苹果，可以使肠道内胆固醇含量减少，粪便量增多，缩短排便时间，能够减少直肠癌的发生。

营养师健康提示

　　脾胃虚寒、腹痛腹泻者不宜多吃，患有糖尿病者忌食。

选购

　　光亮、外表苍老的为优质苹果。以个大适中、果皮薄细、光泽鲜艳、果肉脆嫩、汁多味香甜、无虫眼及损伤的为佳。

适用量

每次 1 个。

总热量

57 千卡（每 100 克可食用部分）。

苹果营养成分（每 100 克可食用部分）

名称	含量	名称	含量
蛋白质	0.4 克	脂肪	0.1 克
碳水化合物	14.3 克	胆固醇	–
膳食纤维	0.8 克	维生素 A	10 微克
胡萝卜素	10 微克	维生素 B_1	–
维生素 B_2	–	烟酸	–
维生素 C	1.0 毫克	维生素 E	0.21 毫克
钙	2 毫克	磷	4 毫克
钾	–	钠	2.3 毫克
镁	3 毫克	铁	0.2 毫克
锌	0.02 毫克	硒	2.31 微克
铜	0.05 毫克	锰	0.01 毫克

可降血压水果

桃

含有丰富的钾元素,可以帮助体内排出多余的盐分,辅助降压。

桃别名桃实、毛桃、蜜桃、白桃、红桃等,为蔷薇科植物桃或山桃的成熟果实,原产中国陕西、甘肃一带,目前分布很广。它经常被当作福寿祥瑞的象征,在民间素有"寿桃"和"仙桃"的美称。因为果形美观、肉质甜美,它又被人们称为"天下第一果"。

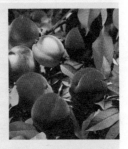

降压功效

桃中含有丰富的钾元素,可以帮助体内排出多余的盐分,有辅助降低血压的作用。

其他功效

桃中富含铁元素,能防治因缺铁引起的贫血;桃仁提取物可促进肝血循环,提高肝组织胶原酶活性,防治肝硬化、肝纤维化;胶质物可吸收大肠中的水分,预防便秘;苦杏仁苷能破坏癌细胞,改善肿瘤患者的贫血及缓解疼痛。

桃味甘酸，性微温，具有补气养血、养阴生津、止咳杀虫等功效。有益颜、解劳热的功效，能生津、润肠、活血。桃仁入心、肝、肺、大肠，有破血去瘀、润燥滑肠的功效，能活血行血、清散瘀血、去痰润瘀肠，对于呼吸器官有镇静作用，可止咳、平喘。桃仁有去血管栓塞的作用，所以可用于血管栓塞引起的半身不遂。临床上常用于闭经不通、月经痛、血压过高、慢性阑尾炎和跌打损伤引起的瘀血肿痛等症状。

🍒 营养师健康提示

桃子尤其适合老年体虚、肠燥便秘、身体瘦弱、阳虚肾亏者食用；也适合大病之后、气血亏虚、面黄肌瘦、心悸气短者食用。

桃子食用过多容易燥热；桃子的纤维多，如果吃太多，易致食道消化不良。此外孕妇不宜食用桃仁，上火的人不宜多吃桃。婴幼儿最好不要喂食桃子，因为桃子中含有大量的大分子物质，婴幼儿肠胃透析能力差，无法消化这些物质，很容易造成过敏反应。

🥄 适用量

每日 1~2 个。

总热量

48 千卡（每 100 克可食用部分）。

桃营养成分（每 100 克可食用部分）

名称	含量	名称	含量
碳水化合物	12.2 克	脂肪	0.1 克
蛋白质	0.9 克	纤维素	1.3 克
维生素 A	3.0 微克	维生素 C	7.0 毫克
维生素 E	1.54 毫克	胡萝卜素	20.0 微克
硫胺素	0.01 毫克	核黄素	0.03 毫克
烟酸	0.7 毫克	胆固醇	—
镁	7.0 毫克	钙	6.0 毫克
铁	0.8 毫克	锌	0.34 毫克
铜	0.05 毫克	锰	0.07 毫克
钾	166.0 毫克	磷	20.0 毫克
钠	5.7 毫克	硒	0.24 微克

可降血压水果

李子

富含钙、铁等矿物质，可抵抗高钠的有害作用，稳定血压。

李子又名李实，在民间还有其他一些称呼，如中国的李之王叫脆红李，布朗的李之王叫秋姬，欧洲的梅李之王叫蒙娜丽莎，也叫西梅。它是蔷薇科植物李的果实，中国大部分地区均产。其果实饱满圆润，玲珑剔透，形态美艳，口味甘甜，是人们喜食的传统果品之一。

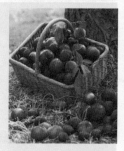

降压功效

李子果肉中含有较多的钙、铁等矿物质，有助于抵抗高钠的有害作用，稳定血压。李子核仁中含苦杏仁苷，有显著的利水、降压作用。吃完果肉后，最好把核砸开，连果仁一起吃下。

其他功效

促进消化：李子能促进胃酸和胃消化酶的分泌，有增加肠胃蠕动的作用，因而食李子能促进消化，增加食欲，为胃酸缺乏、食后饱胀、大便秘结者的食疗良品。

清肝利水：新鲜李肉中含有多种氨基酸，如谷酰胺、丝氨酸、甘氨酸、脯氨酸等，生食对于治疗肝硬化腹水大有益处。

降压、导泻、镇咳：李子核仁中含苦杏仁苷和大量的脂肪油，药理证实，它有显著的利水降压作用，并可加快肠道蠕动，促进干燥的大便排出，同时也具有止咳祛痰的作用。

美容养颜：《本草纲目》记载，李花和于面脂中，有很好的美容作用，可以"去粉滓黑黯""令人面泽"，对汗斑、脸生黑斑等有良效。

食用功效：李子性温，味甘、酸，入肝、肾经。具有生津止渴、清肝除热、利水的功效；主治阴虚内热，骨蒸痨热，消渴引饮，肝胆湿热，腹水，小便不利等病症。

营养师健康提示

一般人都能食用，特别适合于胃阴不足、口渴咽干、水肿、小便不利等患者食用。发热、口渴、虚痨骨蒸、肝病腹水者及教师、演员音哑或失音者，慢性肝炎、肝硬化者也宜食用。

李子性温，过食可引起脑涨虚热，如心烦发热、潮热多汗等症状。尤其食李子切记不可与雀肉、蜂蜜同食，反之则可损人五脏，严重者可致人死亡。

"李子不沉水者有毒",根据前人经验,如李子味苦涩或放入水中漂浮者为有毒,要十分小心。若不慎购有发涩、发苦,属于还未成熟的李子,则不可进食。

李子美味多汁,清肝热、活血脉,有美颜乌发的神效。但李子多食生痰,损坏牙齿,体质虚弱的患者宜少食。

适用量

每日 60 克左右。

总热量

36 千卡(每 100 克可食用部分)。

李子营养成分(每100克可食用部分)

名称	含量	名称	含量
碳水化合物	8.7 克	脂肪	0.2 克
蛋白质	0.7 克	纤维素	0.9 克
维生素 A	25.0 微克	维生素 C	5.0 毫克
维生素 E	0.74 毫克	胡萝卜素	150.0 微克
硫胺素	0.03 毫克	核黄素	0.02 毫克
烟酸	0.4 毫克	胆固醇	—
镁	10.0 毫克	钙	8.0 毫克

可降血压水果

香蕉

含有血管紧张素转化酶抑制物质，可抑制血压升高。

香蕉为芭蕉科植物甘蕉的果实，是食用蕉（甘蕉）的俗称，原产亚洲东南部，中国广东、广西、福建、四川、云南、贵州等省出产较多。

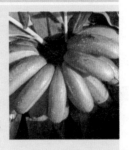

它是深受人们喜爱的营养果品，欧洲人因它能解除忧郁而将其称为"快乐水果"。

降压功效

香蕉中含有较多的钾离子和很少的钠离子，所以香蕉是防治高血压的极佳水果。香蕉中还含有血管紧张素转化酶抑制物质，可抑制血压升高。

其他功效

降低血清胆固醇：胆固醇过高会引起冠心病，香蕉的果柄具有降低胆固醇的作用。血清胆固醇过高者，可用香蕉果柄 50 克，洗净切片，用开水冲饮，连饮 10~20 天，即可降低胆固醇。

防治胃肠溃疡：胃肠道溃疡的患者常服用保泰

松，往往会导致胃出血。而香蕉中含有一种能预防胃溃疡的化学物质，它能刺激胃黏膜细胞的生长和繁殖，产生更多的黏膜来保护胃。

治疗忧郁症：香蕉含有一种能够帮助人脑产生6-羟色胺的物质，使人心情变得愉快，活泼开朗。患忧郁症的患者，平时可以多吃香蕉来减少情绪低落，使悲观失望、厌世烦躁的情绪逐渐消散。

治疗皮肤瘙痒症：香蕉皮中含有蕉皮素，它可以抑制细菌和真菌滋生。实验证明，由香蕉皮治疗因真菌或是细菌所引起的皮肤瘙痒及脚气病，效果很好。患者可以精选新鲜的香蕉皮在皮肤瘙痒处反复摩擦，或捣成泥末，或是煎水洗，连用数日，即可奏效。

营养师健康提示

香蕉适合高血压、冠心病、动脉硬化者，口干烦躁、咽干喉痛者，大便干燥、痔疮、大便带血者，上消化道溃疡者，以及饮酒过量而宿醉未解者食用。

香蕉刚采收时一般没有完全成熟，此时糖分较少，淀粉较多，要等它放熟透了，果肉变软，香气变浓，这时吃不仅味道好、营养丰富，而且更利于吸收。

适用量

每日 1~2 根。

总热量

91 千卡（每 100 克可食用部分）。

香蕉营养成分（每 100 克可食用部分）

名称	含量	名称	含量
碳水化合物	22.0 克	脂肪	0.2 克
蛋白质	1.4 克	纤维素	1.2 克
维生素 A	10.0 微克	维生素 C	8.0 毫克
维生素 E	0.24 毫克	胡萝卜素	60.0 微克
硫胺素	0.02 毫克	核黄素	0.04 毫克
烟酸	0.7 毫克	胆固醇	－
镁	43.0 毫克	钙	7.0 毫克
铁	0.4 毫克	锌	0.18 毫克
铜	0.14 毫克	锰	0.65 毫克
钾	256.0 毫克	磷	28.0 毫克
钠	0.8 毫克	硒	0.87 毫克

可降血压水果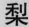

梨

具有增加血管弹性，降低血压的作用。

梨为蔷薇科植物白梨、沙梨、秋子梨等的果实。它的栽培历史悠久，分布遍及全国，以长江流域以南地区及淮河流域一带栽培较多。其果肉脆而多汁，酸甜适口，含丰富的营养成分，有"百果之宗"的美誉，又有"天然矿泉水"之称，是止渴生津的佳品。

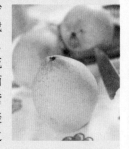

降压功效

梨具有增加血管弹性、降低血压的作用，其中所含维生素 B_1 能保护心脏，减轻疲劳；维生素 B_2 及叶酸能增强心肌活力，降低血压，保持身体健康。梨能清热镇静，对于肝阳上亢或肝火上炎型高血压患者，常食梨有利血压恢复正常，改善头晕目眩等症状。

其他功效

梨性味甘寒，具有清心润肺的作用，对肺结

核、气管炎和上呼吸道感染的患者所出现的咽干、痒痛、音哑、痰稠等症皆有效。梨具有降低血压、养阴清热的功效。患高血压、心脏病、肝痰、肝硬化的病人，经常吃些梨大有益处。食梨能促进食欲，帮助消化，并有利尿通便和解热的作用，可用于高热时补充水分和营养。煮熟的梨有助于肾脏排泄尿酸和预防痛风、风湿病和关节炎。食梨还具有润燥消风、醒酒解毒等功效。在秋季气候干燥时，人们常感到皮肤瘙痒、口鼻干燥，有时干咳少痰，每天吃一两个梨可缓解秋燥，有益健康。播音、演唱人员经常食用煮好的熟梨，能增加口中的津液，起到保养嗓子的作用。

营养师健康提示

咳嗽、痰稠或无痰、咽喉发痒干疼者，慢性支气管炎、肺结核患者，高血压、心脏病、肝炎、肝硬化患者，饮酒后或宿醉未醒者尤其适合食用。

用来止咳化痰时，不宜选择含糖量太高的甜梨。

脾胃虚寒者或发热的人不宜吃生梨，可把梨切块煮水食用。

适用量

每日 1~2 个。

总热量

44 千卡（每 100 克可食用部分）。

梨营养成分（每 100 克可食用部分）

名称	含量	名称	含量
碳水化合物	13.3 克	脂肪	0.2 克
蛋白质	0.4 克	纤维素	3.1 克
维生素 A	6.0 微克	维生素 C	6.0 毫克
维生素 E	1.34 毫克	胡萝卜素	33.0 微克
硫胺素	0.03 毫克	核黄素	0.06 毫克
烟酸	0.3 毫克	胆固醇	–
镁	8.0 毫克	钙	9.0 毫克
铁	0.5 毫克	锌	0.46 毫克
铜	0.62 毫克	锰	0.07 毫克
钾	92.0 毫克	磷	14.0 毫克
钠	2.1 毫克	硒	1.14 微克

可降血压水果

西瓜

西瓜富含钾,而且还含有多种可降低血压的成分。

西瓜为葫芦科,西瓜属,一年生蔓性草本植物。全国各地均有栽培。夏季采收,洗净鲜用。表面平滑,皮色浓绿、浅绿、墨绿,常有各种条纹。瓤多汁而甜,深红、淡红、黄色或白色。果瓤含有丰富的矿物盐和多种维生素,是夏季主要的消暑果品。

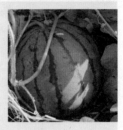

降压功效

西瓜富含钾,而且还含有多种可降低血压的成分。

其他功效

西瓜性味甘淡、寒凉、无毒,入心、肺、脾、肾。具有消烦止渴、解暑清热、利水下气、解酒毒之功。主治口疮喉痹、口干烦躁、暑热、血痢、小便不利、黄疸水肿、中暑内热。西瓜瓤含有多种氨基酸、葡萄糖、苹果酸、番茄素及维生素 C 等多种成分,可解暑祛热、消炎降压、利尿、降血压、减少胆固醇在动脉壁上的沉积。西瓜的汁液含丙氨酸、谷氨酸、精氨酸、苹果酸、磷酸、果糖、葡萄糖、蔗糖酶、甜菜碱、腺嘌呤、盐类（主要为钾盐）、番茄烃、维生素 C 以及钙、铁、磷、粗纤维等。据现代研究，西瓜所含的葡萄糖、盐类和蛋白酶有治疗肾炎和降低血压的作用。常吃西瓜还可使头发秀美稠密。

药用价值西瓜皮胜于西瓜，有解暑清热、止渴利尿作用。西瓜皮又称西瓜翠衣，性凉味甘，能清暑解热、止烦渴、利小便。适宜夏季暑热烦闷、口干烦渴、小便不利、口舌生疮，以及糖尿病者食用。

营养师健康提示

西瓜是生冷之品，吃多了易伤脾胃，所以，脾胃虚寒、消化不良、大便溏泄者少食为宜，多食则会腹胀、腹泻、食欲下降，还会积寒助湿，导致疾病。一次食入西瓜过多，西瓜中的大量水分会冲淡胃液，引起消化不良和胃肠道抵抗力下降。

选购

选购表皮光滑、形状好看、呈浅绿色的，并且纹路明显、整齐，用手指轻轻弹拍，发出"咚、咚"的清脆声。若购买已切开的西瓜，就要选购果肉多汁、颜色浓红的。

适用量

每日 200 克。

总热量

25 千卡（每 100 克可食用部分）。

西瓜营养成分（每 100 克可食用部分）

名称	含量	名称	含量
蛋白质	0.6 克	脂肪	0.1 克
碳水化合物	5.8 克	胆固醇	–
膳食纤维	0.3 克	维生素 A	75 微克
维生素 B_1	0.02 毫克	维生素 B_2	0.03
烟酸	0.2 毫克	维生素 C	6 毫克
维生素 E	0.1 毫克	钙	8 毫克
磷	9 毫克	钾	87 毫克
钠	3.2 毫克	镁	8 毫克
铁	0.3 毫克	锌	0.1 毫克
硒	0.17 微克	铜	0.05 毫克
锰	0.05 毫克		

可降血压水果

橙子

含有橙皮苷对血管具有明显的扩张作用，起到降压效果。

橙子是中国南方主要的水果之一，因色、香、味兼备，甜酸多汁，清香爽口，风味醇厚，维生素 C 含量高，营养丰富，深受人们喜爱。中国是橙子的原产地之一，已有 4000 多年的栽培历史。它的种类很多，如脐橙、血橙等，都非常美味。

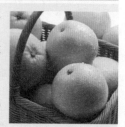

降压功效

橙子含有丰富的钙、钾和维生素 C，这三种营养素对降低和调节血压很有帮助。此外，橙子所含有的橙皮苷对周围血管具有明显的扩张作用，能起到降压效果。

其他功效

橙子含有丰富的橙皮苷、黄酮苷挥发油、柠檬烯，能降低血清胆固醇，改善主动脉粥样硬化病变，扩张冠状动脉，增强微血管韧性，防止血管破裂出血，并能促进呼吸道黏膜分泌增加，缓解支气管痉挛，有利于痰液的排出。

橙子中含有丰富的果胶、蛋白质、钙、磷、铁及维生素 B_1、维生素 B_2、维生素 C 等多种营养成分，尤其是维生素 C 的含量最高。中医认为：橙子有生津止渴、疏肝理气、通乳、消食开胃等功效，有很好的补益作用。现代医学研究认为：橙子中维生素 C、胡萝卜素的含量高，比一般水果高出近 10 倍，能软化和保护血管、降低胆固醇和血脂，对皮肤干燥也很有效，非常适合在干燥的秋冬季节食用。橙子皮内含有的橙皮素还有健胃、祛痰、镇咳、止逆和止胃痛等功效，特别适合孕早期妇女食用。

橙子含有帮助皮肤愈合的胶原，它可以缓和刺激和给予皮肤活力。

营养师健康提示

橙子宜常吃但不宜多吃，过食或食用不当对人体反而有害处，有泌尿系结石的患者尤其不可多吃。

适用量

每日 1~2 个。

总热量

47 千卡（每 100 克可食用部分）。

橙子营养成分（每100克可食用部分）

名称	含量	名称	含量
碳水化合物	11.1 克	脂肪	0.2 克
蛋白质	0.8 克	纤维素	0.6 克
维生素 A	27.0 微克	维生素 C	33.0 毫克
维生素 E	0.56 毫克	胡萝卜素	160.0 微克
硫胺素	0.05 毫克	核黄素	0.04 毫克
烟酸	0.3 毫克	胆固醇	–
镁	14.0 毫克	钙	20.0 毫克
铁	0.4 毫克	锌	0.14 毫克
铜	0.03 毫克	锰	0.05 毫克
钾	159.0 毫克	磷	22.0 毫克
钠	1.2 毫克	硒	0.31 微克

可降血压水果

柠檬

富含维生素 C 和维生素 P，可预防和治疗高血压。

柠檬又名柠果、洋柠檬等，原产于马来西亚。其果实为黄色，呈椭圆形，汁多肉脆，芳香浓郁，但味道非常酸，因此一般不像其他水果一样鲜食。它的营养和药用价值很高，是最有药用价值的水果 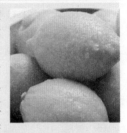 之一，对人体健康十分有益。因为含有丰富的柠檬酸，所以它还享有"柠檬酸仓库"的美誉。

降压功效

柠檬富含维生素 C 和维生素 P，能增强血管弹性和韧性，可预防和治疗高血压和心肌梗死症状。

其他功效

柠檬中的柠檬酸和柠檬酸钾，能收缩、增固毛细血管，降低通透性，提高凝血功能及血小板数量，可以抑制钙盐结晶，而阻止肾结石形成，防治肾结石。

柠檬汁含有糖类、维生素 C、维生素 B_1、维生素 B$_2$、烟酸、钙、磷、铁等营养成分。在烹饪中，能减少原料在烹饪过程中维生素 C 的损失。柠檬富有香气，能祛除肉类、水产的腥膻之气，并能使肉质更加细嫩。柠檬汁为常用饮品，也是上等调味品，常用于西式菜肴和面点的制作中。

柠檬汁极酸，具有很强的杀菌作用，内含大量柠檬酸盐，能抑制钙盐结晶，从而阻止肾结石形成。柠檬还能促进胃中蛋白分解酶的分泌，增加胃肠蠕动。柠檬还是美容的天然佳品，能防止和消除皮肤色素沉着，美白肌肤的作用。

营养师健康提示

餐后喝点用鲜柠檬泡的水，非常有益于消化。

酸度强的柠檬汁 15 分钟内能杀死海产品中所有细菌，因此很适合与海产品同吃。

因太酸而不宜鲜食。一般人都可食用，每次 1/6 个（1~2 瓣）。胃溃疡、胃酸过多者不宜食用；龋齿、糖尿病患者忌食。

红茶中加入柠檬，强壮骨骼的效果更强。

适用量

每日 1~2 瓣。

总热量

35 千卡（每 100 克可食用部分）。

柠檬营养成分（每 100 克可食用部分）

名称	含量	名称	含量
碳水化合物	6.2 克	脂肪	1.2 克
蛋白质	1.1 克	纤维素	1.3 克
维生素 A	—	维生素 C	22.0 毫克
维生素 E	1.14 毫克	胡萝卜素	—
硫胺素	0.05 毫克	核黄素	0.02 毫克
烟酸	0.6 毫克	胆固醇	—
镁	37.0 毫克	钙	101.0 毫克
铁	0.8 毫克	锌	0.65 毫克
铜	0.14 毫克	锰	0.05 毫克
钾	209.0 毫克	磷	22.0 毫克
钠	1.1 毫克	硒	0.5 微克

可降血压水果

柿子

含有黄酮苷,可降低血压,软化血管,增加冠状动脉流量。

柿子又名米果、猴枣,外观扁圆。它的颜色由于品种的不同而不同,从浅橘黄色到深橘红色不等,味道甜腻可口,营养丰富,是人们比较喜欢食用的果品之一。不少人还喜欢在冬季吃冻柿子,更是别有一番滋味。

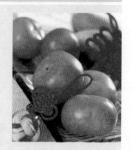

在中国一些地方的民俗中,还有过年吃柿子的习俗,寓意"事事如意"。

降压功效

柿子含有黄酮苷,可降低血压,软化血管,增加冠状动脉流量,且能活血消炎,有改善心血管功能、防治冠心病、心绞痛的作用。

其他功效

柿子富含有机酸和鞣质、维生素及碘、水分、糖、维生素C、蛋白质、氨基酸、甘露醇,能帮助消化,增进食欲,治疗血痢和痔疮出血;可治疗因缺碘而导致的地方性甲状腺肿大，并能有效补充人体的养分及细胞内液。

典籍记载

《名医别录》言"软熟柿解酒热毒，止口干，压胃间热"。

《本草经疏》言"鼻者肺之窍也，耳者肾之窍也，二脏有火上炎，则外窍闭而不通，得柿甘寒之气，俾火热下行，窍自清利矣"。

《随息居饮食谱》言"鲜柿，甘寒养肺胃之阴，宜于火燥津枯之体"。

《本草纲目》言"柿乃脾肺血分之果也，其味甘而气平，性涩而能收，故有健脾、涩肠、止咳、止血之功"。

营养师健康提示

柿子尤其适合大便干结者、高血压患者、甲状腺疾病患者、长期饮酒者食用。

柿饼表面的柿霜是柿子的营养精华，千万不要丢弃。

柿子含单宁，易与铁质结合起来，从而妨碍人体对食物中铁质的吸收，所以贫血患者应少吃为好。

柿子和螃蟹同属寒性食物，因而不宜同吃。

患有慢性胃炎、排空延缓、消化不良等胃动力功能低下者、胃大部切除术后不宜食柿子。

柿子含糖量较高，故糖尿病人不宜食用。

适用量

每日 1 个。

总热量

71 千卡（每 100 克可食用部分）。

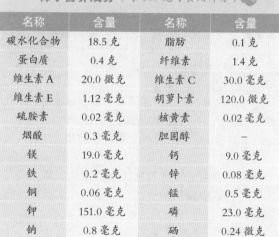

柿子营养成分（每 100 克可食用部分）

名称	含量	名称	含量
碳水化合物	18.5 克	脂肪	0.1 克
蛋白质	0.4 克	纤维素	1.4 克
维生素 A	20.0 微克	维生素 C	30.0 毫克
维生素 E	1.12 毫克	胡萝卜素	120.0 微克
硫胺素	0.02 毫克	核黄素	0.02 毫克
烟酸	0.3 毫克	胆固醇	—
镁	19.0 毫克	钙	9.0 毫克
铁	0.2 毫克	锌	0.08 毫克
铜	0.06 毫克	锰	0.5 毫克
钾	151.0 毫克	磷	23.0 毫克
钠	0.8 毫克	硒	0.24 微克

可降血压水产品、肉类

鲫鱼

所含蛋白质质优、种类齐全，能防治动脉硬化、高血压。

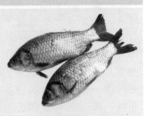

　　鲫鱼属鲤形目鲤科鲫属的一种。身体似鲤，但体较扁而高；头小，眼大，无须；下咽齿一行，侧扁；背鳍基部较长，背鳍、臀鳍均具有带锯齿的粗壮硬刺，为广布、广适性的鱼类，遍及亚洲东部寒温带至亚热带的江河、湖泊、水库、池塘、稻田和水渠等水体，以水草丛生的浅水湖和池塘为多。鲫鱼对生态环境具有很强的适应能力，能耐低氧、冷寒，不论浅水、深水、流水、静水、清水、浊水，甚至污水都能适应生长。

降压功效

　　鲫鱼肉对防治动脉硬化、高血压和冠心病均有疗效，常吃鲫鱼不仅能健身，还能减少肥胖，有助于降血压和降血脂，使人延年益寿。

其他功效

　　鲫鱼所含的蛋白质质优、种类齐全，容易消化吸收，是肾病患者、糖尿病患者和糖尿病并发心脑血管疾病患者的良好蛋白质来源。经常食用，可补充营养，增强抗病能力。鲫鱼有健脾利湿、和中开胃、活血通络、温中下气之功效。对脾胃虚弱、水肿、溃疡、气管炎、哮喘、糖尿病患者有很好的滋补食疗作用。现代医学研究发现，增强糖尿病患者的机体免疫力，有助于控制血糖及降低糖尿病并发心脑血管疾病的发病率。《本草纲目》载："合小豆煮汁服，消水肿；炙油涂，主妇人阴疳诸疮，杀虫止痛；酿五倍子煅研，治下血；酿茗叶煨服，治消渴；酿胡蒜煨研饮服，治膈气。"

☛ 营养师健康提示

一般人均可食用，尤其适合糖尿病患者及体虚者食用。

☛ 选购

要选择无腥臭味、鳞片完整的鲫鱼。

☛ 适用量

每餐约 50 克。

☛ 总热量

91 千卡（每 100 克可食用部分）。

鲫鱼营养成分（每100克可食用部分）

名称	含量	名称	含量
脂肪	1.3 克	蛋白质	17.4 克
碳水化合物	61.6 克	维生素 A	32 微克
维生素 B₁	0.04 毫克	维生素 B₂	0.07 毫克
维生素 B₆	0.11 毫克	维生素 B₁₂	5.5 微克
维生素 C	1 毫克	维生素 D	4 微克
维生素 E	0.68 毫克	维生素 P	—
维生素 K	—	胡萝卜素	—
叶酸	14 微克	泛酸	0.69 毫克
烟酸	2.5 毫克	胆固醇	130 毫克
膳食纤维	—	钙	79 毫克
铁	1.2 毫克	磷	193 毫克
钾	290 毫克	钠	70.8 毫克
铜	0.08 毫克	镁	41 毫克
锌	2.75 毫克	硒	14.3 微克

可降血压水产品、肉类

草鱼

含有丰富的不饱和脂肪酸,有利于血液循环。

草鱼俗称鲩鱼、混子,与青鱼、鳊鱼、鲢鱼并称中国四大淡水鱼,广泛分布于中国除新疆和青藏高原以外的广东至东北的平原地区,为中国特有鱼类,并以其独特的食性和觅食手段,被当作拓荒者而移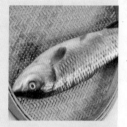植至世界各地。它是淡水鱼中的上品,肉质肥嫩,味道鲜美,除含有丰富的蛋白质、脂肪外,还含有核酸和锌,有增强体质、延缓衰老的作用。

降压功效

草鱼含有丰富的不饱和脂肪酸,对血液循环有利,是心血管病人的良好食物。

其他功效

草鱼含有丰富的硒元素,经常食用有抗衰老、养颜的功效,而且对肿瘤也有一定的防治作用。

对于身体瘦弱、食欲不振的人来说,草鱼肉嫩而不腻,可以开胃、滋补。

草鱼味甘性温，有平肝、祛风、治痹、暖胃、中平肝、祛风等功能，是温中补虚的养生食品。可以开胃、滋补，有增强体质、延缓衰老的作用，多食草鱼可以预防乳腺癌。

动物实验表明，草鱼胆有明显降压、祛痰及轻度镇咳的作用。草鱼胆虽可治病，但胆汁有毒，食用须慎重。

营养师健康提示

鱼肉质细，纤维短，极易破碎，切鱼时应将鱼皮朝下，刀口斜入，最好顺着鱼刺，切起来更干净利落，鱼的表皮有一层黏液非常滑，所以切起来不太容易，若在切鱼时，将手放在盐水中浸泡一会儿，切起来就不会打滑了。

青鱼和草鱼的体形非常相似，二者的区别主要在于：青鱼的背部及两侧上半部呈乌黑色，腹部青灰色，各鳍均为灰黑色；草鱼呈茶黄色，腹部灰白，胸、腹鳍带灰黄色，其余各鳍颜色较淡。

一般人群均可食用，尤其适合虚劳、风虚头痛、肝阳上亢高血压、头痛、久疟、心血管患者食用。

适用量

每周 1 次，每人每次 50 克。草鱼若吃得太多，可能诱发各种疮疥。

总热量

113 千卡（每 100 克可食用部分）。

草鱼营养成分（每 100 克可食用部分）

名称	含量	名称	含量
碳水化合物	—	脂肪	5.2 克
蛋白质	16.6 克	纤维素	—
维生素 A	11.0 微克	维生素 C	—
维生素 E	2.03 毫克	胡萝卜素	—
硫胺素	0.04 毫克	核黄素	0.11 毫克
烟酸	2.8 毫克	胆固醇	86.0 毫克
镁	31.0 毫克	钙	38.0 毫克
铁	0.8 毫克	锌	0.87 毫克
铜	0.05 毫克	锰	0.05 毫克
钾	312.0 毫克	磷	203.0 毫克
钠	46.0 毫克	硒	6.66 微克

可降血压水产品、肉类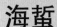

海蜇

含有类似于乙酰胆碱的物质，能扩张血管，降低血压。

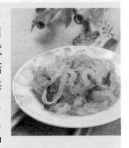

海蜇又名水母、白皮子，犹如一顶降落伞，也像一个白蘑菇。形如蘑菇头的部分就是"海蜇皮"；伞盖下像蘑菇柄一样的口腔与触须便是"海蜇头"。海蜇皮是一层胶质物，营养价值较高；海蜇头稍硬，营养胶质与海蜇皮相近。中国是最早食用海蜇的国家，晋代张华所著的《博物志》中就有食用海蜇的记载。海蜇如今已成宴席上的佳肴。

降压功效

海蜇含有类似于乙酰胆碱的物质，能扩张血管，降低血压。

其他功效

海蜇富含碘，可治疗因缺碘而导致的地方性甲状腺肿大；海蜇中的甘露聚糖及胶质可防治动脉粥样硬化。

173

海蜇含有人体需要的多种营养成分，尤其含有人们饮食中所缺的碘，是一种重要的营养食品。

所含的甘露多糖胶质对防治动脉粥样硬化有一定功效。海蜇能软坚散结、行瘀化积、清热化痰，对气管炎、哮喘、胃溃疡、风湿性关节炎等疾病有益，并有防治肿瘤的作用；从事理发、纺织、粮食加工等与尘埃接触较多的工作人员常吃海蜇，可以去尘积、清肠胃，保障身体健康。

营养师健康提示

海蜇尤其适合中老年支气管炎咳嗽痰多黏稠、高血压、头昏脑涨、烦热口渴、大便秘结、酒醉后烦渴等人食用，也适合甲状腺肿瘤患者食用。用凉拌海蜇时应适当放些醋，否则会使海蜇"走味"。

选购

优质海蜇头呈黄色或棕黄色，有光泽；肉质完整、坚实并富有韧性，边缘无杂质，肉质无异味，口感脆嫩。劣质海蜇头呈茶褐色，无光泽；边缘有杂质，肉质松软，不具韧性，食时无脆嫩感。检查海蜇头是否变质的方法是，用两个手指头把海蜇头取起，如果易破裂，肉质发酥，色泽发紫黑色，说明坏了，不能食用。优质的海蜇皮应是白色或黄色，有光泽，无红衣、红斑和泥沙。

适用量

每餐约 40 克。

总热量

33 千卡（每 100 克可食用部分）。

海蜇营养成分（每 100 克可食用部分）

名称	含量	名称	含量
碳水化合物	3.8 克	脂肪	0.3 克
蛋白质	3.7 克	纤维素	–
维生素 A	–	维生素 C	–
维生素 E	2.13 毫克	胡萝卜素	–
硫胺素	0.03 毫克	核黄素	0.05 毫克
烟酸	0.2 毫克	胆固醇	8.0 毫克
镁	124.0 毫克	钙	150.0 毫克
铁	4.8 毫克	锌	0.55 毫克
铜	0.12 毫克	锰	0.44 毫克
钾	160.0 毫克	磷	30.0 毫克
钠	325.0 毫克	硒	15.54 微克

可降血压水产品、肉类

虾

富含镁，对心脏活动具有调节作用，能保护心血管系统。

虾主要分为淡水虾和海水虾。我们常见的青虾、河虾、草虾、小龙虾等都是淡水虾；对虾、明虾、基围虾、琵琶虾、龙虾等都是海水虾。虾含有20%的蛋白质，是蛋白质含量很高的食品之一，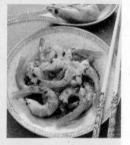是鱼、蛋、奶的几倍甚至几十倍。虾类含有甘氨酸，这种氨基酸的含量越高，虾的甜味就越高。虾和鱼肉、畜肉相比，脂肪含量更少，并且几乎不含作为能量来源的动物性糖质。此外，虾还含有丰富的钾、碘、镁、磷等微量元素和维生素A等。应注意的是，虾头部位的胆固醇含量较高。

降压功效

虾中含有丰富的镁，镁对心脏活动具有重要的调节作用，能很好地保护心血管系统，可减少血液中胆固醇含量，防止动脉硬化，同时还能扩张冠状动脉，有利于预防高血压及心肌梗死。

其他功效

虾中含有丰富的微量元素锌，可改善人体因缺锌所引起的味觉障碍、生长障碍、皮肤不适，以及精子畸形等病症。虾中含有丰富的钙，还含有一种被称为甲壳质的动物性纤维，它是多糖的一种，不能被人体消化吸收，经过化学处理后将其溶解在水中可制成壳聚糖健康食品。

营养师健康提示

虾忌与某些水果同吃。虾含有比较丰富的蛋白质和钙等营养物质，如果把它们与含有鞣酸的水果，如葡萄、石榴、山楂、柿子等同食，不仅会降低蛋白质的营养价值，而且鞣酸和钙酸结合形成鞣酸钙后会刺激肠胃，引起人体不适，出现呕吐、头晕、恶心和腹痛、腹泻等症状。海鲜与这些水果同吃，至少应间隔 2 小时。

虾皮中含有丰富的钙，还含有一种被称为甲壳质的动物性纤维，它是多糖的一种，不能被人体消化吸收，经过化学处理后将其溶解在水中可制成健康食品壳聚糖。

食用海虾时，最好不要饮用大量啤酒，否则会产生过多的尿酸，从而引发痛风。吃海虾应配以干白葡萄酒，因为干白中的果酸具有杀菌和去腥的作用。

海虾属于寒凉阴性食品，故在食用时最好与姜、醋等作料共同食用。因为姜性热，与海虾放在一起可以寒热中和，防止身体不适；而醋对于海虾中残留的有害细菌也起到一定的杀菌作用。

虾背上的虾线，是虾未排泄完的废物，吃到嘴里会有泥腥味，影响食欲，所以应去掉。腐坏变质的虾不可食，色发红、身软、掉头的虾不新鲜，尽量不吃。

适用量

每日 50~100 克。

总热量

79 千卡（每 100 克可食用部分）。

虾营养成分（每 100 克可食用部分）

名称	含量	名称	含量
蛋白质	16.8 克	脂肪	0.6 克
碳水化合物	1.5 克	胆固醇	117 毫克
膳食纤维	—	维生素 A	
胡萝卜素	—	维生素 B₁	0.01 毫克
维生素 B₂	0.05 毫克	烟酸	1.9 微克
维生素 C	—	维生素 E	2.79 毫克
钙	146 毫克	磷	196 毫克

可降血压水产品、肉类

紫菜

所含食物纤维卟啉，可以促进排钠，预防高血压。

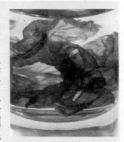

早在 1400 多年前，中国北魏《齐民要术》中就已提到"吴都海边诸山，悉生紫菜"，以及紫菜的食用方法等。紫菜养殖历史很悠久。日本渔民可能在 17 世纪上半叶已用竹枝和树枝采集自然苗，并进而用竹帘和天然纤维水平网帘进行养殖。长期以来紫菜苗只能依赖天然生长，来源有限，故养殖活动的规模不大。1949 年英国 K.M. 德鲁首先发现紫菜一生中很重要的果孢子生长时期是在贝壳中度过的，这为研究天然苗的来源开辟了道路。接着，日本黑木宗尚和中国曾呈奎分别于 1953 年和 1955 年揭示了紫菜生活史的全过程，为人工育苗打下了理论基础。此后，紫菜养殖才进入全人工化生产时期，产量开始得到大幅度提高。

降压功效

紫菜中含有食物纤维卟啉，可以促进排钠，预防高血压。在众多食物当中，紫菜含镁最高，每 100 克含 460 毫克，居诸品之首，被誉为"镁元素的宝库"。因此，非常适合高血压患者食用。紫菜不含胆固醇，且脂肪含量很低，最适合中老年人食用。

其他功效

营养丰富，含碘量很高，可用于治疗因缺碘引起的甲状腺肿大，紫菜有软坚散结功能，对其他郁结积块也有用途。

紫菜富含胆碱和钙、铁，能增强记忆、治疗妇幼贫血，促进骨骼、牙齿的生长和保健；紫菜含有一定量的甘露醇，可作为治疗水肿的辅助食品。

紫菜所含的多糖具有明显增强细胞免疫和体液免疫功能，可促进淋巴细胞转化，提高机体的免疫力；可显著降低血清胆固醇的总含量。

紫菜的有效成分对艾氏癌的抑制率达 53.2%，有助于脑肿瘤、乳腺癌、甲状腺癌、恶性淋巴瘤等肿瘤的防治。

营养师健康提示

若凉水浸泡后的紫菜呈蓝紫色，说明该菜在包装前已被有毒物所污染，这种紫菜对人体有害，不能食用。

紫菜是海产食品，容易返潮变质，应将其装入黑色食品袋置于低温干燥处，或放入冰箱中，可保持其味道和营养。

选购

选购紫菜时，以深紫色、薄而有光泽的为佳。

总热量

207 千卡（每 100 克可食用部分）。

紫菜营养成分（每 100 克可食用部分）

名称	含量	名称	含量
蛋白质	26.7 克	脂肪	1.1 克
碳水化合物	44.1 克	胆固醇	–
膳食纤维	21.6 克	维生素 A	228 微克
胡萝卜素	1370 微克	维生素 B_1	0.27 毫克
维生素 B_2	1.02 毫克	烟酸	7.3 微克
维生素 C	2 毫克	维生素 E	1.8 毫克
钙	264 毫克	磷	350 毫克
钾	1796 毫克	钠	710.5 毫克
镁	460 毫克	铁	54.9 毫克
锌	2.47 毫克	硒	7.22 微克
铜	1.68 毫克	锰	4.32 毫克

可降血压水产品、肉类

海带

含有丰富的钙,钙可降低人体对胆固醇的吸收,降低血压。

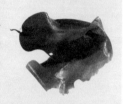

海带又名昆布。在古代,它被沿海地区视为珍品进贡给朝廷,而其"长寿菜"的美名流传至今。海带是一种含碘量很高的海藻。养殖海带一般含碘 3‰~5‰,多可达 7‰~10‰。从中提制得的碘和褐藻酸,广泛应用于医药、食品和化工。碘是人体必须的元素之一,缺碘会患甲状腺肿大,多食海带能防治此病,还能预防动脉硬化,降低胆固醇与脂肪的积聚。

降压功效

海带中钙的含量极为丰富,钙可降低人体对胆固醇的吸收,并且降低血压。海带还含有丰富的钾,钾有平衡钠摄入过多的作用,并有扩张外周血管作用。因此,海带对防治高血压有很好的食疗作用。

其他功效

海带中含有大量不饱和脂肪酸和膳食纤维,能清除血液中的胆固醇,保护血管。

海带中碘含量高，可以促进甲状腺激素合成，防治甲状腺亢进症；碘还可以刺激垂体，使女性体内雌激素水平降低，保护卵巢、子宫功能，及消除乳腺病变隐患。

海带还可以清理身体吸收的反射性物质，减少反射性疾病发生的可能。

☞ 营养师健康提示

由于污染，海带中可能含有有毒物质砷，所以烹制前应先用清水漂洗后浸泡 2~3 小时，中间换水 1~2 次，使海带中的砷含量符合食品卫生标准。但不要浸泡时间过长，最多不超过 6 小时，以免水溶性营养物质损失过多。

吃海带后不要马上喝茶，也不要立刻吃酸涩的水果，因为海带中含有丰富的铁，鞣酸及植物酸都会阻碍铁的吸收。

☞ 选购

选择干海带时，首先看其表面是否附有白色粉末状物质，因为海带是含碘最高的食品，另外，海带中还含有一种贵重的营养药品——甘露醇。碘和甘露醇尤其是甘露醇呈白色粉末状附在海带表面，不要将此粉末当作已霉变的劣质海带，没有任何白色粉末的海带反而质量较差。其次，观察海带以叶宽厚、色浓绿或紫中微黄、无枯黄叶者为上品。另外，海带经加工捆绑后应选择无泥沙杂质，整洁干净无霉变，且手感不黏为佳。

适用量

每日 15~20 克。

总热量

12 千卡（每 100 克可食用部分）。

海带营养成分（每100克可食用部分）

名称	含量	名称	含量
蛋白质	1.2 克	脂肪	0.1 克
碳水化合物	2.1 克	胆固醇	—
膳食纤维	0.5 克	维生素 B_1	0.02 毫克
维生素 B_2	0.15 毫克	烟酸	1.3 毫克
维生素 E	1.85 毫克	钙	46 毫克
磷	22 毫克	钾	246 毫克
钠	8.6 毫克	镁	25 毫克
铁	0.9 毫克	锌	0.16 毫克
硒	9.54 微克	锰	0.07 毫克

可降血压水产品、肉类

牡蛎

所含氨基乙磺酸可降低血胆固醇浓度,可预防动脉硬化。

牡蛎俗称蚝,又名蛎黄、蚝白、海蛎子,是含锌量最多的天然食品之一,欧洲人称其为"海洋的牛奶",日本人则称其为"根之源",在中国则有"南方之牡蛎,北方之熊掌"之说。

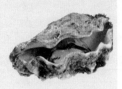

降压功效

牡蛎富含维生素、矿物质及多种微量元素,特别是牛磺酸能够降低人体血压和血清胆固醇。牡蛎中的氨基乙磺酸又有降低血胆固醇浓度的作用,因此,食牡蛎可预防动脉硬化。

其他功效

牡蛎富含核酸,核酸在蛋白质合成中起着重要作用,因而常吃牡蛎能延缓皮肤老化,减少皱纹的形成。随着年龄的增长,人体合成核酸的能力逐渐降低,只能从食物中摄取。所以,牡蛎能"细肌肤,美容颜"、降血压、滋阴养血、健身壮体等多种作用，因而被视为美味海珍和健美强身食物。

《神农本草经》中记载"（牡蛎）久服，强骨节，杀邪气，延年"。牡蛎中钙含量接近牛奶，铁含量为牛奶的 21 倍，食用后有助于骨骼生长，尤其对老年男性非常有利。

牡蛎中所含的硒可以调节神经、稳定情绪。经常失眠的人，晚饭可以吃牡蛎炖百合，能够治疗失眠。此外，将牡蛎炖出汤，再将 3~5 克阿胶汁溶入，打一个鸡蛋黄，放 1~3 克黄连，可以治顽固性失眠。

牡蛎成分中含有可以除去自由基的谷胱甘肽，其含量是小肠细胞的 4.6 倍，是肝脏等其他器官的 2 倍以上。其中含 18 种氨基酸、肝糖原、B 族维生素、牛磺酸和钙、磷、铁、锌等营养成分，常吃可以提高机体免疫力，有助于抗癌。

牡蛎所含的牛磺酸、DHA、EPA 是智力发育所需的重要营养素。糖元是人体内能量的储备形式，能提高人的体力和脑力的活动效率。另外药理学试验研究表明，运用牡蛎肉及蛎壳增加体内的含锌量，可提高机体的锌镉比值，有利于改善和防治高血压，起到护脑、健脑的作用。

营养师健康提示

从冬至到次年清明，牡蛎肉最肥美，特别是春节前后的繁殖期，是吃牡蛎的最佳时节。

一般人群均可食用，尤其适宜糖尿病、干燥综合征、高血压、动脉硬化、高血脂患者食用，也适合体质虚弱儿童、肺门淋巴结核、颈淋巴结核、瘰疬、阴虚烦热失眠、心神不安、癌症患者及放疗、化疗后食用。

适用量

每日 30~50 克。

总热量

73 千卡（每 100 克可食用部分）。

牡蛎营养成分（每 100 克可食用部分）

名称	含量	名称	含量
碳水化合物	8.2 克	脂肪	2.1 克
蛋白质	5.3 克	纤维素	–
维生素 A	27.0 微克	维生素 C	–
维生素 E	0.81 毫克	胡萝卜素	–
硫胺素	0.01 毫克	核黄素	0.13 毫克
烟酸	1.4 毫克	胆固醇	100.0 毫克
铁	7.1 毫克	锌	9.39 毫克
钾	200.0 毫克	磷	115.0 毫克
钠	462.1 毫克	硒	86.64 微克

可降血压水产品、肉类

乌鸡

所含微量元素，对于抑制和改善高血压症状有很好的作用。

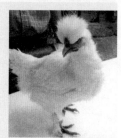

乌鸡又名乌骨鸡、药鸡，源自于江西省的泰和县武山，已有超过 2000 年的饲养历史。它不仅喙、眼、脚是乌黑的，而且皮肤、肌肉、骨头和大部分内脏也都是乌黑的。由于饲养的环境不同，乌鸡的特征也有所不同，有白羽黑骨，黑羽黑骨，黑骨黑肉，白肉黑骨等。乌鸡羽毛的颜色也随着饲养方式不同变得多样。除了原本的白色，现在则有黑、蓝、暗黄、灰，以及棕色。从营养价值上看，乌鸡的营养远远高于普通鸡，吃起来的口感也非常细嫩。

至于药用和食疗作用，更是普通鸡所不能相比的，故被人们称为"名贵食疗珍禽"。

降压功效

乌鸡在营养学上的最大特点是：它的皮、肉、骨头、血和蛋，都含有 DHA（二十二碳六烯酸）、EPA（二十碳五烯酸）和维生素。因此，对于抑制和改善高血压症状有很好的作用。

乌鸡有10种氨基酸，其蛋白质、维生素 B_2、烟酸、维生素 E、磷、铁、钾、钠的含量更高，而胆固醇和脂肪含量则很少，难怪人们称乌鸡是"黑了心的宝贝"；所以，乌鸡是补虚劳、养身体的上好佳品。

食用乌鸡可以提高生理功能、延缓衰老、强筋健骨。对防治骨质疏松、佝偻病、妇女缺铁性贫血症等有明显功效。

《本草纲目》认为乌鸡有补虚劳羸弱，制消渴，益产妇，治妇人崩中带下及一些虚损诸病的功用。

其他功效

乌鸡富含维生素 A，可保护皮肤，改善视力，防癌；铁元素可改善缺铁性贫血；蛋白质、不饱和脂肪酸是老年人、心血管病人、肥胖者及糖尿病人的滋补佳品；肌肽可抗氧化，提高肌肉力量，减轻老化、糖尿病的影响。

营养师健康提示

乌鸡一般人都可以食用，尤其适合一切体虚血亏、肝肾不足、脾胃不健的人食用。

将乌鸡连骨砸碎熬汤，滋补效果最佳。炖煮时不要用高压锅，使用砂锅文火慢炖最好。

适用量

每日 100 克。

总热量

111 千卡（每 100 克可食用部分）。

乌鸡营养成分（每 100 克可食用部分）

名称	含量	名称	含量
碳水化合物	0.3 克	脂肪	2.3 克
蛋白质	22.3 克	纤维素	–
维生素 A	–	维生素 C	–
维生素 E	1.77 毫克	胡萝卜素	–
硫胺素	0.02 毫克	核黄素	0.2 毫克
烟酸	7.1 毫克	胆固醇	106.0 毫克
镁	51.0 毫克	钙	17.0 毫克
铁	2.3 毫克	锌	1.6 毫克
铜	0.26 毫克	锰	0.05 毫克
钾	323.0 毫克	磷	210.0 毫克
钠	64.0 毫克	硒	7.73 微克

可降血压水产品、肉类

鹌鹑

含有芦丁等物质，是心血管病患者的理想滋补品。

鹌鹑，古代称"鹑鸟""宛鹑""奔鹑"。其肉性平味甘，鲜美细嫩，营养丰富，含脂肪少，食不腻人，从古至今均被视为野味上品，有"动物人参"的美誉。

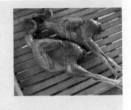

降压功效

鹌鹑肉是典型的高蛋白、低脂肪、低胆固醇食物。鹌鹑蛋还含有能降血压的芦丁等物质，因此，鹌鹑蛋也是心血管病患者的理想滋补品。

其他功效

鹌鹑富含卵磷脂、维生素和蛋白质，可健脑、补益五脏，特别适合中老年人以及高血压、肥胖症患者食用。

鹌鹑富含蛋白质，每 100 克鹌鹑肉中含蛋白质高达 20.2 克，高于所有的日常肉类食物，还含有多种维生素、无机盐、卵磷脂、激素和多种人体必需的氨基酸，且容易被消化吸收，在众多肉类补品中补益之力颇为突出，是一种典型的高蛋白、低脂肪、低胆固醇食物，也是一种理想的营养防癌食物。适合年老体衰、动脉硬化、消化不良、肥胖症及高血压患者经常食用。

营养师健康提示

鹌鹑一般人都可以食用，是老幼病弱者的上佳补品，尤其适宜营养不良、体虚乏力、贫血头晕之人食用；也适合高血压、血管硬化、结核病、胃病、神经衰弱、支气管哮喘、皮肤过敏、小儿疳积、肾炎浮肿泻痢等患者食用。鹌鹑蛋的营养价值不亚于鸡蛋，丰富的蛋白质、脑磷脂、卵磷脂、赖氨酸、胱氨酸、维生素 A、维生素 B_2、维生素 B_1、铁、磷、钙等营养物质，可补气益血，强筋壮骨。

鹌鹑蛋中氨基酸种类齐全，含量丰富，还有高质量的多种磷脂、激素等人体必需成分，铁、核黄素、维生素 A 的含量均比同量鸡蛋高出两倍左右，而胆固醇则较鸡蛋低约三分之一，所以是各种虚弱病者、老人、儿童及孕妇的理想滋补食品。

适用量

每次半只（约80~100克）；鹌鹑蛋，每天2~3个。

总热量

110 千卡（每 100 克可食用部分）。

鹌鹑营养成分（每 100 克可食用部分）

名称	含量	名称	含量
碳水化合物	0.2 克	脂肪	3.1 克
蛋白质	20.2 克	纤维素	－
维生素 A	40.0 微克	维生素 C	－
维生素 E	0.44 毫克	胡萝卜素	－
硫胺素	0.04 毫克	核黄素	0.32 毫克
烟酸	6.3 毫克	胆固醇	157.0 毫克
镁	20.0 毫克	钙	48.0 毫克
铁	2.3 毫克	锌	1.19 毫克
铜	0.1 毫克	锰	0.08 毫克
钾	204.0 毫克	磷	179.0 毫克
钠	48.4 毫克	硒	11.67 微克

可降血压水产品、肉类

海参

含有海参皂苷,可直接作用于血管而起到降压作用。

海参又名刺参、海鼠、海黄瓜,是一种名贵的海产动物,因补益作用类似人参而得名。《临海水土异物志》中对海参就有所记载,不过那时人们还没有认识到海参的价值,给它起了个很俗气的名字——土肉。海参肉质软嫩,营养丰富,滋味腴美,风味高雅,是久负盛名的名馔佳肴,是海味"八珍"之一,与燕窝、鲍鱼、鱼翅齐名。

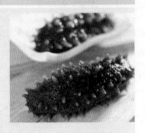

降压功效

海参含有海参皂苷,可直接作用于血管而起到降压作用;海参中的牛磺酸有加强对交感神经的抑制作用,亦可以降压;海参多糖、多肽有修复血管内膜,调节血管张力的作用,同样有降压的效果。因此,海参是高血压患者非常好的食补品。

其他功效

海参多糖，可降低血黏度及血浆黏度，调节血脂，改善微循环；其微量元素、酸性黏多糖和海参皂苷可激活胰岛 B 细胞活性，平抑高浓度血糖；富含海参毒素、钼、硒，能抑制癌细胞，增加抗癌活性。

海参能消除疲劳，提高人体免疫力，增强人体抵抗疾病的能力。因此，非常适合经常处于疲劳状态的中年人，易感冒、体质虚弱的老年人等亚健康人群食用。

典籍记载

海参成为养生食品源远流长。明代出版的《食物本草》就指出海参有主补元气、滋益五脏六腑和祛虚损的养生功能。

清代《本草从新》、《本草纲目拾遗》等中药典籍则将海参列为补益药物。根据吴仪洛、赵学敏等概括：海参性温味甘咸，入心肾经。有生百脉血、补肾益精、壮阳疗萎、除劳祛症、滋阴利水、补正软坚和通肠润燥等多种功能。

清代名医叶天士、吴鞠通以治湿病为专长，对阳阴温病以加味海参的新加黄龙汤主治，突出了海参补液和通络作用。

与此同时，在诸如《不药良方》《食物宜忌》《五杂俎》和《随息居饮食谱》等养生古籍中，海参又被推崇为养生佳品。《五杂俎》中的有关海参因

"其性温补,足敌人参"而得名一说,就足以反映海
参的品性和品第。

《中医大辞典》中称"补肾益精、养血润燥,
治经血亏损、虚弱痨祛、阳痿梦遗"。

营养师健康提示

海参一般人都能食用,尤其适宜气血不足、营
养不良及高血压、高血脂、冠心病、动脉硬化、产
后、病后精血亏损、肾阳不足、阳痿遗精、手术后、
肝炎、肾炎、糖尿病、癌症等患者食用。

适用量

水发海参每日 50~100 克。

总热量

78 千卡(每 100 克可食用部分)。

海参营养成分(每100克可食用部分)

名称	含量	名称	含量
碳水化合物	2.5 克	脂肪	0.2 克
蛋白质	16.5 克	纤维素	–
维生素 A	–	维生素 C	–
维生素 E	3.14 毫克	胡萝卜素	–
烟酸	0.1 毫克	胆固醇	51.0 毫克

可降血压水产品、肉类

兔肉

吃兔肉可以阻止血栓的形成，并且对血管壁有保护作用。

民谚云：飞禽莫如鸪，走兽莫如兔。兔肉营养丰富，肉质细嫩，味道鲜美，易于消化，不但蛋白质含量高，而且所含的赖氨酸与色氨酸也比其他肉类高。其磷脂含量高、胆固醇含量低，能健脑，食后不易肥胖，所以深受人们的喜爱。目前中国的家兔品种主要是中国白兔、日本大耳白兔、青紫蓝兔、新西兰兔等。家兔的养殖以千家万户散养为主。中国兔肉的加工由 20 世纪 50 年代的几百吨发展到 20 世纪 90 年代的几万吨，居世界兔肉贸易量的首位。

降压功效

兔肉属于高蛋白、低脂肪、低胆固醇的肉类，含蛋白质高达 70%，比一般肉类都高，但脂肪和胆固醇含量却低于所有的肉类，故它有"肉中之素"的雅名。对于高血压患者来说，吃兔肉可以阻止血栓的形成，并且对血管壁有明显的保护作用。

其他功效

兔肉中含有人体不能合成的 8 种必需氨基酸，

是完全蛋白质，可维持健康和促进生长。其中，兔肉中含赖氨酸高于其他肉类，在植物性食物中则缺乏赖氨酸。

兔肉矿物质含量丰富，钙的含量尤其高，是病人的天然补钙食品。

兔肉烟酸含量高。人体如缺乏烟酸，会使皮肤粗糙，易发生皮炎，常吃兔肉可预防中老年人面部色斑沉着，有养颜之功效。

兔肉胆固醇含量低、磷脂含量高。血液中磷脂高、胆固醇低时，胆固醇沉积在血管中的可能性就减小。因此，兔肉是高血压、肥胖症、动脉硬化和糖尿病患者最理想的肉食品。

兔肉的脂肪含量低，特别适合肥胖型糖尿病患者食用。

兔肉肌纤维细嫩，容易消化吸收，其消化率高于其他肉类。

营养师健康提示

兔肉是肥胖症、慢性胃炎、胃溃疡、十二指肠溃疡、结肠炎等患者比较理想的肉食。但是兔肉不宜与芹菜同食，否则易伤头发。

选购

优质鲜兔肉肌肉有光泽、红色且色泽均匀，脂肪洁白或呈黄色；劣质兔肉肌肉色泽稍暗，用刀切开的截面尚有光泽，但脂肪则缺乏光泽。

适用量

每次约 80 克。

总热量

102 千卡（每 100 克可食用部分）。

兔肉营养成分（每 100 克可食用部分）

名称	含量	名称	含量
脂肪	2.2 克	蛋白质	19.7 克
碳水化合物	0.9 克	维生素 A	212 微克
维生素 B_1	0.11 毫克	维生素 B_2	0.1 毫克
维生素 B_6	—	维生素 B_{12}	2.68 微克
维生素 C	—	维生素 D	188 微克
维生素 E	0.42 毫克	生物素	6 微克
泛酸	—	烟酸	5.8 毫克
胆固醇	130 毫克	膳食纤维	—
钙	12 毫克	铁	2 毫克
磷	165 毫克	钾	284 毫克
钠	45.1 毫克	铜	0.12 毫克
镁	15 毫克	锌	1.3 毫克
硒	10.9 微克		

可降血压水产品、肉类

牛肉

牛肉蛋白质所含的人体必需氨基酸较多，可适量食用。

牛肉是人类需求量第二大的肉类食品，仅次于猪肉，为肉类中营养价值排名第一的健康食品。

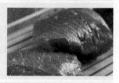

降压功效

牛肉蛋白质所含的必需氨基酸较多，氨基酸组成比猪肉更接近人体需要，能提高机体抗病能力，而且含脂肪和胆固醇较猪肉低。因此，适量食用有益健康。

其他功效

牛肉性温味甘，可用于补胃、壮腰脚、止消渴、益气血、强筋骨、消水肿。牛肉属温补肉食，不上火，是滋补养生的健康食品，是患慢性腹泻、脱肛、面浮足肿等症时的最佳食品。病后体弱、血气两亏者，经常进食牛肉有助于尽快恢复健康。现代医学发现牛肉含蛋白质、脂肪、维生素A、B族维生素、维生素D、钙、磷、铁、铜、锌等。

营养师健康提示

牛肉为温燥食物，感冒发烧或感染性疾病发热者勿食；牛肉中含中等量的胆固醇，凡高脂血症，尤其是高胆固醇血症患者，不宜多食。

民间认为牛肉是发物食品，患有湿疹、疮毒、瘙痒等皮肤病者，勿食为好；肝炎、肾炎患者应少食。患疯牛病的牛肉不能食用。

选购

新鲜牛肉有光泽，肌肉红色均匀；肉的表面微干或湿润，不黏手；肉质有弹性，指压后的痕迹立即消失；嗅之有鲜牛肉的正常气味。炒、爆、余牛肉等，可选购外脊和里脊部位的嫩牛肉；如想酱、烧、卤牛肉，可选购肉质较老的牛肉，包括腱子肉和尾根肉等；如用以制作肉馅或炖汤，可选购肥瘦兼备的脖子和脯腹等处的牛肉。

适用量

牛肉过多食用不利于健康，因此一周一次即可，每次 80 克。

总热量

125 千卡（每 100 克可食用部分）。

牛肉营养成分（每 100 克可食用部分）

名称	含量	名称	含量
蛋白质	19.9 克	脂肪	4.2 克
碳水化合物	2.0 克	维生素 A	7 毫克 RE
钙	23 毫克	水分	72.8 克
胡萝卜素	—	磷	168 毫克
钾	216 毫克	维生素 B₁	0.04 毫克
钠	84.2 毫克	维生素 B₂	0.14 毫克
镁	20 毫克	维生素 PP(尼克酸)	5.6 毫克
铁	3.3 毫克	维生素 C	—
锌	4.73 毫克	膳食纤维	—
胆固醇	84 毫克	铜	0.18 毫克
锰	0.04 毫克		

可降血压干果、中药、菌类

核桃

所含Omega-3能维持血液疏通顺畅,稳定血压。

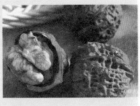

核桃又名胡桃,在国际市场上,它与扁桃、腰果、榛子一起并列为世界四大干果。在国外人称其"大力士食品"、"营养丰富的坚果"、"益智果";在国内则享有"万岁子""长寿果""养人之宝"的美称。它显著的健脑效果和丰富的营养价值,已经为越来越多的人所推崇。

降压功效

核桃中的 Omega-3 能维持血液疏通顺畅,膳食纤维可降低胆固醇,稳定血压,核桃富含多元不饱和脂肪酸,其中有亚麻油酸和次亚麻油酸,皆是维持健康的必需脂肪酸。次亚麻油酸属 Omeqa-3 脂肪酸,可降低血液黏度、血脂、胆固醇,改善血液循环,合成前列腺素,适量摄取能维持血管弹性、降低动脉压。核桃也富含纤维、镁、钾及维生素 C,纤维蠕动肠道、防动脉硬化;镁、钾是高血压患者不可或缺的营养素;维生素 C 能降胆固醇,稳定血压。

其他功效

核桃仁含有较多的蛋白质及人体营养必需的不饱和脂肪酸，这些成分皆为大脑组织细胞代谢的重要物质，能滋养脑细胞，增强脑功能。

此外，核桃还可用于治疗非胰岛素依赖型糖尿病，对癌症患者还有镇痛，提升白细胞及保护肝脏等作用。

核桃仁含有的大量维生素E，经常食用有润肌肤、乌须发的作用，可以令皮肤滋润光滑，富于弹性。

当感到疲劳时，嚼些核桃仁，有缓解疲劳和压力的作用。

核桃中含有大量的多不饱和脂肪酸，丰富的维生素A、维生素D、维生素E、维生素F、维生素K和胡萝卜素等脂溶性维生素及抗氧化物等多种成分，并且不含胆固醇，因而人体消化吸收率极高。它有减少胃酸、阻止发生胃炎及十二指肠溃疡等病的功能；并可刺激胆汁分泌，激化胰酶的活力，使油脂降解，被肠黏膜吸收，以减少胆囊炎和胆结石的发生。

核桃富含与皮肤亲和力极佳的角鲨烯和人体必需脂肪酸，吸收迅速，有效保持皮肤弹性和润泽；核桃中所含丰富的单不饱和脂肪酸和维生素E、维生素K、维生素A、维生素D等及酚类抗氧化物质，能消除面部皱纹，防止肌肤衰老，有护肤、护发和防治手足皲裂等功效，是可以"吃"的美容护肤品。

营养师健康提示

核桃一般人都可食用，动脉硬化、高血压、冠心病人也宜食用。

适用量

每日 6 克。

总热量

627 千卡（每 100 克可食用部分）。

核桃营养成分（每 100 克可食用部分）

名称	含量	名称	含量
碳水化合物	19.1 克	脂肪	58.8 克
蛋白质	14.9 克	纤维素	9.5 克
维生素 A	5.0 微克	维生素 C	1.0 毫克
维生素 E	43.21 毫克	胡萝卜素	30.0 微克
镁	131.0 毫克	钙	56.0 毫克
铜	1.17 毫克	锰	3.44 毫克
钾	385.0 毫克	磷	294.0 毫克
钠	6.4 毫克	硒	4.62 微克

可降血压干果、中药、菌类

板栗

富含多种维生素,可有效地预防和治疗高血压。

板栗俗称栗子,又名瑰栗、毛栗、风栗,是中国特产,素有"干果之王"的美誉,在国外被称为"人参果"。它与枣并称为"木本粮食"。

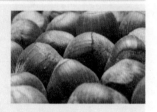

板栗营养丰富,是一种价廉物美、营养丰富的补养佳品。

降压功效

板栗营养丰富,含有丰富的不饱和脂肪酸、多种维生素和钙、磷、铁等多种矿物质,特别是维生素 C、维生素 B_1 和胡萝卜素的含量较一般干果都高,可有效地预防和治疗高血压、冠心病、动脉硬化等心血管疾病,有益于人体健康。

其他功效

板栗含有丰富的不饱和脂肪酸和维生素、矿物质,能防治高血压病、冠心病、动脉硬化、骨质疏松等疾病,是抗衰老、延年益寿的滋补佳品。板栗中所含的核黄素对日久难愈的小儿口舌生疮和成人口腔溃疡有疗效。中医认为栗子有补肾健脾、强身壮骨、益胃平肝等功效。板栗中碳水化合物含量比较高，能供给人体较多的热能，并能帮助脂肪代谢，具有益气健脾、厚补胃肠的作用。

板栗所含维生素 C 能维持牙齿、骨骼、血管、肌肉的正常功能，延缓人体衰老。

营养师健康提示

先用刀把板栗的外壳剖开剥除，再将板栗放入沸水中煮 3~5 分钟，捞出，放入冷水中浸泡 3~5 分钟，就很容易剥去皮，而且能保持风味不变。

选购

不一定要挑选果肉色泽洁白或金黄的板栗。金黄色的果肉有可能是经过化学处理的板栗。如果炒熟或煮熟后果肉中间有些发褐，是板栗所含酶发生"褐变反应"所致，只要味道没变，对人体没有危害。

适用量

每日 4~6 克。

总热量

185 千卡（每 100 克可食用部分）。

板栗营养成分（每100克可食用部分）

名称	含量	名称	含量
碳水化合物	42.2 克	脂肪	0.7 克
蛋白质	4.2 克	纤维素	1.7 克
维生素 A	32.0 微克	维生素 C	24.0 毫克
维生素 E	4.56 毫克	胡萝卜素	190.0 微克
硫胺素	0.14 毫克	核黄素	0.17 毫克
烟酸	0.8 毫克	胆固醇	—
镁	50.0 毫克	钙	17.0 毫克
铁	1.1 毫克	锌	0.57 毫克
铜	0.4 毫克	锰	1.53 毫克
钾	442.0 毫克	磷	89.0 毫克
钠	13.9 毫克	硒	1.13 微克

可降血压干果、中药、菌类

莲子

所含生物碱能释放组织胺，使外周血管扩张，降低血压。

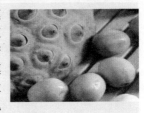

莲子，又名藕实、莲实、睡莲子，为睡莲科植物莲的果实（种子）。按产季不同，它可分为伏莲（夏季成熟的）和秋莲（秋季成熟的）两类；按颜色不同，又可分为白莲和红莲（皮色暗红）。它是老少皆宜的滋补品，吃法很多，除生食外，可做成冰糖莲子、蜜饯莲子、煮粥或羹，还可做糕点、汤品等，味道鲜美。

降压功效

莲子所含生物碱能释放组织胺，使外周血管扩张，从而降低血压。莲子心所含生物碱具有强心和抗心律不齐的作用。高血压患者常服莲子能平肝降压、安神。

其他功效

莲子中含有氧化黄心树宁碱可抑制鼻咽癌；所含莲子糖能营养滋补。

典籍记载

《本经》："主补中、养神、益气力。"

《本草拾遗》："令发黑，不老。"

《食医心镜》："止渴，去热。"

《日华子本草》："益气，止渴，助心，止痢。治腰痛、泄精。"

《日用本草》："止烦渴，治泻痢，止白浊。"

《滇南本草》："清心解热。"

《纲目》："交心肾，厚肠胃，固精气，强筋骨，补虚损，利耳目，除寒湿，止脾泄久痢，赤白浊，女人带下崩中诸血病。"

《本草备要》："清心除烦，开胃进食，专治噤口痢、淋浊诸证。"《随息居饮食谱》："镇逆止呕，固下焦，愈二便不禁。"

《本草纲目》："莲之味甘，气温而性涩，禀清芳之气，得稼穑之味，乃脾之果也。士为元气之母，母气既和，津液相成，神乃自生，久视耐老，此其极舆也。昔人治心肾不交，劳伤白浊，有清心莲子饮；补心肾，益精血，有瑞莲丸，皆得此理。"

营养师健康提示

莲子一般人都可以食用。尤其适合于食欲不振、惊悸失眠、肾虚遗精者食用。

适用量

每日 5 克。

总热量

185 千卡（每 100 克可食用部分）。

莲子营养成分（每 100 克可食用部分）

名称	含量	名称	含量
蛋白质	17.2 克	膳食纤维	3 克
碳水化合物	67.2 克	钙	97 毫克
脂肪	2 克	磷	550 毫克
水分	9.5 克	钾	846 毫克
维生素 A	–	钠	5.1 毫克
维生素 B₁	0.16 毫克	镁	242 毫克
维生素 B₂	0.08 毫克	铁	3.6 毫克
维生素 PP（尼克酸）	4.2 毫克	锌	2.78 毫克
维生素 C	5 毫克	铜	1.33 毫克
胡萝卜素	–	锰	8.23 毫克
维生素 E	2.71 毫克	硫胺素	0.16 毫克
核黄素	0.08 毫克	烟酸	4.2 毫克
硒	3.36 微克		

可降血压干果、中药、菌类

花生

所含油酸与维生素E可强化血管,进而降低血压。

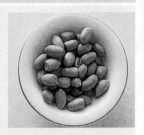

花生又名落花生、地果、唐人豆,为蝶形花科植物花生的种子。因其善于滋养补益,有助于延年益寿,所以民间又称其为"长生果",并且将它和黄豆一起并称为"植物肉""素中之荤"。它的营养价值比粮食类高,可与鸡蛋、牛奶、肉类等动物性食品相媲美,其蛋白质和脂肪的含量相当高,适宜制作各种营养食品。

降压功效

花生所含油酸与维生素 E 可强化血管,白藜芦醇能使血流顺畅,预防动脉硬化,进而降低血压。

医学临床观察发现,用醋浸泡花生米 1 周以上,每晚服 7~10 粒,可使高血压病患者的血压下降,有的甚至能接近正常水平;花生壳也有降压和降血脂的作用,将花生壳洗净冲开水代茶饮,对高血压和高脂血症有一定的疗效。

其他功效

花生含不饱和脂肪酸、胆碱、卵磷脂等营养成分，可增加毛细血管的弹性，预防心脏病、高血压、脑溢血的发生，防止胆固醇在血管沉淀、堆积而引起动脉硬化。花生壳含有木樨草素及 β – 谷甾醇，可降血压、降血脂。

花生具有止血功效，其外皮含有可对抗纤维蛋白溶解的成分，可改善血小板的质量，加强毛细血管的收缩功能，可用于防治血友病、原发性或继发性血小板减少性紫癜，对手术后出血、癌肿瘤出血及肠胃、肺、子宫等内脏出血也有防治的功效。

花生可防治皮肤病。花生具强化表皮组织及防止细菌入侵的功用，可用于防治皮肤老化、湿疹、干癣及其他皮肤病。

花生含有一般杂粮少有的胆碱、卵磷脂，可促进人体的新陈代谢、增强记忆力及神经系统的作用，可益智、抗衰老、延寿。

花生也可用来防治糖尿病及前列腺肿大。

营养师健康提示

病后体虚、手术病人恢复期，以及妇女孕期、产后进食花生均有补养效果。

适用量

每日 6 克左右。

🍂 总热量

563 千卡（每 100 克可食用部分）。

花生营养成分（每 100 克可食用部分）

名称	含量	名称	含量
碳水化合物	21.7 克	脂肪	44.3 克
蛋白质	24.8 克	纤维素	5.5 克
维生素 A	5.0 微克	维生素 C	2.0 毫克
维生素 E	18.09 毫克	胡萝卜素	30.0 微克
硫胺素	0.72 毫克	核黄素	0.13 毫克
烟酸	17.9 毫克	胆固醇	–
镁	178.0 毫克	钙	39.0 毫克
铁	2.1 毫克	锌	2.5 毫克
铜	0.95 毫克	锰	1.25 毫克
钾	587.0 毫克	磷	324.0 毫克
钠	3.6 毫克	硒	3.94 微克

可降血压干果、中药、菌类

枸杞

含有黄酮、牛磺酸和烟碱酸可扩张血管，进而降低血压。

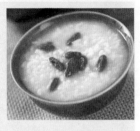

枸杞也叫枸杞果，产于天津、河南、河北、山西、宁夏等地。枸杞味甘性平，具有滋阴补血、益精明目等作用。中医常用于治疗因肝肾阴虚或精血不足而引起的头昏目眩、腰膝酸软、阳痿早泄、遗精、白带过多及糖尿病等症。枸杞为茄科植物枸杞的成熟果实。初秋果实呈橙红色时采收，晾至皮皱后，再晒至外皮干硬、果肉柔软，生用。

降压功效

枸杞含有的黄酮、牛磺酸和烟碱酸可扩张血管，维生素 C、胡萝卜素则能降低胆固醇、预防动脉硬化。

其他功效

现代医学研究证明，枸杞内含甜菜碱及多种维生素、氨基酸等。这些物质具有降低血压、降低胆固醇、软化血管、降低血糖、保护肝脏、提高人体免疫功能等作用。枸杞子可以滋补肝肾，治疗血虚劳损、头晕乏力、耳鸣健忘、腰膝酸软，还可益精明目，治疗肝肾精血不足所致的眼目昏花、视物不清。

典籍记载

《本草纲目》："枸杞，补肾生精，养肝，明目，坚精骨，去疲劳，易颜色，变白，明目安神，令人长寿。"

《本草衍义》："枸杞当用梗皮，地骨当用根皮，枸杞子当用其红实，是一物有三用。其皮寒，根大寒，子微寒，亦三等。今人多用其子，直为补肾药，是曾未考究《经》意，当更量其虚实、冷热用之。"

《药性论》："能补益精诸不足，易颜色，变白，明目，安神。"

《食疗本草》："坚筋耐老，除风，补益筋骨，能益人，去虚劳。"

《本草述》："治中风眩晕，虚劳，诸见血证，咳嗽血，痿、厥、挛，消瘅，伤燥，遗精，赤白浊，脚气，鹤膝风。"

营养师健康提示

肝火旺盛者不宜食用。

选购

选用粒大、饱满的。

适用量

每天约 5 克。

总热量

64 千卡（每 100 克可食用部分）。

枸杞营养成分（每 100 克可食用部分）

名称	含量	名称	含量
脂肪	1.1 克	叶酸	150 微克
蛋白质	5.6 克	泛酸	0.22 毫克
碳水化合物	2.9 克	烟酸	1.3 毫克
维生素 A	87.8 微克	膳食纤维	1.6 克
维生素 B₁	0.08 毫克	钙	36 毫克
维生素 B₂	0.32 毫克	铁	2.4 毫克
维生素 B₆	0.25 毫克	磷	32 毫克
维生素 B₁₂	—	钾	170 毫克
维生素 C	58 毫克	钠	29.8 毫克
维生素 D	—	铜	0.21 毫克
维生素 E	2.99 毫克	镁	74 毫克
胡萝卜素	—		

可降血压干果、中药、菌类

山药

能够供给人体大量的黏液蛋白，能保持血管的弹性。

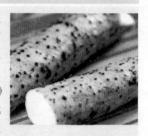

山药又叫薯蓣、玉延等。中国食用山药已有3000多年的历史，自古以来，它就被誉为补虚佳品，备受称赞。据《本草纲目》记载，山药性平味甘、无毒，有益肾气、强筋骨、健脾胃、止泻痢、化痰涎、润皮毛、治泄精健忘等功效，是一种上等的保健食品及中药材料，在东南亚一带自古被广泛地作为医疗食补之材。

降压功效

山药能够供给人体大量的黏液蛋白。这是一种多糖蛋白质，对人体有特殊的保健作用，能预防心血管系统的脂肪沉积，保持血管的弹性，防止动脉粥样硬化过早发生，减少皮下脂肪沉积，避免出现肥胖症所引起的高血压。

据资料介绍，山药具有降血压的作用。有些实践经验丰富的老中医会让病人常吃山药，中药古方治消渴也往往辨证地加入山药，这都说明高血压患者常吃山药有益。

　　山药治高血压多用配方，不宜单用，而其用量为 9~18 克。山药是食物薯类，要常吃、少吃。当食不当药，食疗更有效。

其他功效

　　山药营养丰富，含有蛋白质、碳水化合物、胡萝卜素、维生素 B_1 和维生素 B_2、尼克酸、维生素 C、钙、磷、铁、镁、钾、钠、黏液质、多酚氧化酶、胆碱、植酸等成分，是一种性质平和的滋补脾、肺、肾的食物。中医书籍讲："山药健脾、补肺、固肾、益精。治脾虚、泄泻、疗消渴、遗精带下、小便频数"（消渴症包括现代的糖尿病）。据现代药学分析，山药含有丰富的淀粉、蛋白质、无机盐和多种维生素（如维生素 B_1、维生素 B_2、烟酸、抗坏血酸、胡萝卜素）等营养物质，还含有大量纤维素以及胆碱、黏液质等成分。

营养师健康提示

　　山药黏腻之性较强，肠胃不好的人要少吃。

选购

　　选用外皮光亮、内洁白的。

适用量

每餐约 85 克。

总热量

64 千卡（每 100 克可食用部分）。

山药营养成分（每 100 克可食用部分）

名称	含量	名称	含量
脂肪	–	叶酸	8 微克
蛋白质	1.5 克	泛酸	0.4 毫克
碳水化合物	14.4 克	烟酸	0.61 毫克
维生素 A	3 微克	膳食纤维	0.8 克
维生素 B₁	0.08 毫克	钙	14 毫克
维生素 B₂	0.02 毫克	铁	0.3 毫克
维生素 B₆	0.06 毫克	磷	42 毫克
维生素 B₁₂	–	钾	452 毫克
维生素 C	6 毫克	钠	18.6 毫克
维生素 D	–	铜	0.24 毫克
维生素 E	0.2 毫克	镁	20 毫克
维生素 P	–	锌	0.27 毫克
维生素 K	–	硒	0.55 微克
胡萝卜素	0.02 毫克		

可降血压干果、中药、菌类

马齿苋

富含钾盐,钾离子使血管壁扩张,能有效降低血压。

马齿苋又名长命菜、五行草、安乐菜、酸米菜,是马齿苋科植物马齿苋的干燥地上部分,夏、秋二季采收,因为其形似马齿而得名。作为一种野菜,马齿苋的食用历史悠久,

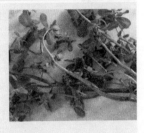

别具风味。马齿苋还是减肥餐桌上的主角,常食可以减肥轻身,促进排毒,防止便秘。

降压功效

马齿苋含有大量的钾盐,有良好的利水消肿作用;钾离子还可直接作用于血管壁上,使血管壁扩张,阻止动脉管壁增厚,从而起到降低血压的作用。

其他功效

马齿苋含有大量的去甲肾上腺素,能促进胰岛腺分泌胰岛素,调节人体内糖代谢。马齿苋具有降低血糖浓度,保持血糖稳定的作用,对治疗糖尿病

有良效。马齿苋全草含有较丰富的被称为 α - 亚麻酸的 Omega-3 不饱和脂肪酸。这种物质具有多种药理活性，可预防血小板凝聚、冠状动脉痉挛和血栓的形成，从而能有效地防治冠心病。

马齿苋富含的脂肪酸、维生素 C、维生素 E、β - 胡萝卜素、亚麻酸等，具有治疗、调节、营养三大功能，这些功能作用于人体，使之产生综合效应，能祛病延年，去邪扶正。

马齿苋含有大量的钾元素，除了与钠元素共同调节体内水、电解质平衡以外，高钾饮食具有一定降压效果，对心肌的兴奋性有重要生理效应，人体摄入适量的钾元素能降低高血压病中风率。

马齿苋含有丰富的铜元素。人体内游离铜是酪氨酸酶的重要组成部分，经常食用马齿苋能增加表皮中黑色素细胞的密度及黑色素细胞内酪氨酸酶的活性，是白癜风患者和铜元素缺乏而致须发早白患者的辅助食疗佳品。马齿苋含有丰富的维生素 A 样物质，故能促进上皮细胞的生理功能趋于正常，并能促进溃疡的愈合。

营养师健康提示

马齿苋尤其适宜高血压、胃肠道感染、皮肤粗糙干燥、维生素 A 缺乏症、眼干燥症、夜盲症患者食用。

马齿苋的常用烹调方式包括炒、炝、拌、做汤、下面和制馅，但是烹调时间不宜过长。

适用量

每日 30~60 克。

总热量

27.9 千卡（每 100 克可食用部分）。

马齿苋营养成分（每 100 克可食用部分）

名称	含量	名称	含量
碳水化合物	3.9 克	脂肪	0.5 克
蛋白质	2.3 克	纤维素	0.7 克
维生素 A	372.0 微克	维生素 C	23.0 毫克
维生素 E	–	胡萝卜素	2230.0 毫克
硫胺素	0.03 毫克	核黄素	0.11 毫克
烟酸	0.7 毫克	胆固醇	–
镁	–	钙	85.0 毫克
铁	1.5 毫克	锌	–
铜	–	锰	–
钾	–	磷	56.0 毫克
钠	–	硒	–

可降血压干果、中药、菌类

香菇

所含香菇素可预防血管硬化，
降低人体血压。

香菇，又名香蕈、冬菇、花菇，为侧耳科植物香蕈的子实体。香菇是中国传统的著名食用菌，营养丰富，味道鲜美，素有"植物皇后"的美誉。

降压功效

香菇中所含香菇素可预防血管硬化，降低人体血压。实验证明如果每天喝一杯香菇汁，持续数周或数月，收缩压可降低 5~10 毫米汞柱，舒张压可降低 4~6 毫米汞柱。

其他功效

香菇中含有一种"β-葡萄糖苷酶"，能提高肌体抑制癌瘤的能力，加强抗癌作用且无不良反应，因而被人们誉为"抗癌新兵"。香菇所含的干扰素能干扰病毒的蛋白质合成，使病毒不能繁殖，从而使人体产生免疫力。

香菇含有维生素 C，能起到降低胆固醇，降血压的作用。香菇中的天门冬素和天门冬氨酸，具有降低血脂、维护血管的功能，加上它含有丰富的食物纤维，经常食用能降低血液中的胆固醇，防止血管硬化，对防治脑溢血、心脏病、肥胖症及糖尿病等老年病都有效。香菇中精氨酸和赖氨酸的含量丰富，有很好的增智健脑的作用。

营养师健康提示

发好的香菇要放在冰箱里冷藏才不会损失营养。泡发香菇的水不要倒掉，很多营养物质都溶在水中。长得特别大的鲜香菇不要吃，因为它们多是用激素催肥的，大量食用可对机体造成不良影响。

香菇食材搭配宜忌：

香菇＋木瓜＝降压降脂。木瓜中含有木瓜蛋白酶和脂肪酶，与香菇同食具有降压减脂的作用。

香菇＋豆腐＝健脾养胃，增加食欲。

香菇＋鸡腿＝提供高质量蛋白质。香菇配以有滋补功效的鸡腿一起炖食，可在低热量的前提下有效地补充高质量蛋白质，并且对气血阴精不足所致头晕目花、疲劳乏力、胃酸减少、腰酸软、失眠等病症有辅助治疗效果。

香菇＋薏米＝营养丰富，化痰理气。香菇为美味珍肴，有益气补饥、治风破血、化痰理气等功效；薏米有健脾利湿，清热排脓的效果。香菇、薏米两者均为抗癌佳品，一起煮制成粥，或蒸制成薏米香菇饭，有健脾利湿、理气化痰的效果，为肝病以及肝癌患者理想的食疗食品。

香菇 + 鹌鹑肉、鹌鹑蛋 = 面部易长黑斑。

香菇 + 河蟹 = 易引起结石症状。香菇含有维生素 D，河蟹也富含维生素 D，两者一起食用，会使人体中的维生素 D 含量过高，造成钙质增加，长期食用易引起结石症状。

香菇 + 番茄 = 破坏类胡萝卜素，降低营养价值。香菇含有丰富的生物化学物质，与含有类胡萝卜素的番茄同食，会破坏番茄所含的类胡萝卜素，使营养价值降低。

适用量

每次吃 4~8 朵。

总热量

19 千卡（每 100 克可食用部分）。

香菇（鲜）营养成分（每 100 克可食用部分）

名称	含量	名称	含量
脂肪	0.3 克	钙	2 毫克
蛋白质	2.2 克	磷	53 毫克
碳水化合物	5.2 克	钾	20 毫克
膳食纤维	3.3 克	钠	1.4 毫克
维生素 B_2	0.08 毫克	镁	11 毫克
维生素 C	1 毫克	锌	0.66 毫克

第六章

高血压食疗的76道美味菜肴

饮食既是高血压发生的源头，也是高血压是否被控制的关键。患有高血压，吃是大学问，该吃什么，不该吃什么，该怎么吃，甚至如何烹饪，这些都是必须注意的问题。

主食类

高血压患者在主食上应遵循低盐，低脂，补钾，补钙，增加优质蛋白质，减少多余热量摄入的原则。多吃新鲜蔬菜和水果，适当增加海产品的摄入，通过对饮食的调理达到平稳和降低血压、增加血管壁的抗病能力。

八宝高纤饭

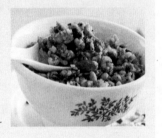

【原材料】
黑糯米4克，长糯米10克，糙米10克，白米20克，大豆8克，黄豆10克，燕麦8克，莲子5克，薏仁5克，红豆5克。

【调味料】
盐5克。

 做法

❶全部材料放入锅洗净，加水盖满材料，浸泡1小时，沥干。

❷加入一碗半的水（外锅1杯水），放入电锅煮熟即成。此配方亦可加入龙眼干、芋头、地瓜及少许的蜂蜜煮食。

香菇饭

【原材料】

香菇 3 克，鸡腿 60 克，糯米 80 克，姜片 5 克，色拉油 15 克。

【调味料】

盐 5 克。

做 法

❶糯米洗净、泡水 1 小时；香菇泡水 1 小时，切小片；鸡腿去骨、切大块备用。

❷起油锅，加入香菇炒香，放入鸡腿肉、水（可用泡香菇水）、盐、姜片，煮沸。

❸倒入内锅，加入糯米拌匀，放入电锅（外锅 1 杯水）煮熟即可食用。色拉油可换成麻油，也可以加适量的青菜煮食。

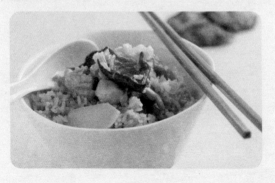

蔬果寿司

【原材料】

白饭 200 克,胡萝卜 10 克,秋葵 5 克,菠萝 10 克,水蜜桃 20 克,猕猴桃 50 克,无盐海苔片 0.5 克。

【调味料】

糖 10 克,寿司醋 10 克。

做 法

❶ 寿司醋、糖、白饭拌匀;香菇泡水、切丝、炒香备用。

❷ 秋葵洗净,放入滚水氽烫后再放进冰水浸泡。

❸ 水蜜桃洗净,切片;猕猴桃、胡萝卜、菠萝削皮切长条。

❹ 用海苔片将饭、香菇丝、秋葵、胡萝卜、菠萝、猕猴桃卷成长筒状,搭配水蜜桃装盘即成。

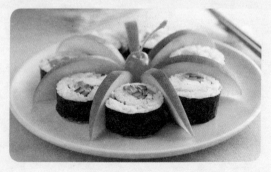

枸杞鱼片粥

【原材料】

枸杞5克，鲷鱼30克，白饭100克，香菇丝10克，笋丝10克，高汤5克。

【调味料】

盐5克。

做法

1. 鲷鱼洗净，切薄片；枸杞泡温水备用。
2. 香菇丝、高汤、笋丝、白饭放入煮锅，熬成粥状。
3. 加入枸杞、鲷鱼片煮熟即可食用。

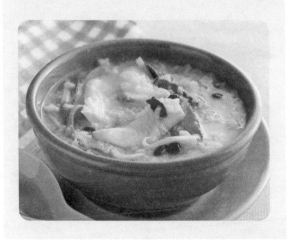

鲔鱼盖饭

【原材料】
白饭 200 克，海苔片 1/2 片，水煮鲔鱼 80 克。
【调味料】
芥末酱 3 克，无盐酱油 2 克。

做 法

1. 将无盐酱油、鲔鱼放入锅拌匀；海苔片烤过、切丝备用。
2. 一半鲔鱼加入白饭拌匀装盘。
3. 剩余的鲔鱼摆在白饭上，撒海苔丝，淋入芥末酱即可食用。

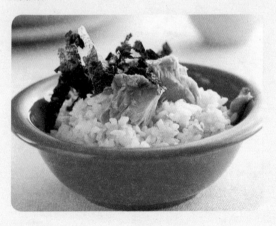

苹果沙拉餐包

【原材料】
苹果 150 克，水煮蛋 50 克，小黄瓜、小餐包各 80 克。

【调味料】
美乃滋、盐各适量。

做 法

1. 苹果洗净，不削皮，切丁，泡入盐水中。
2. 小黄瓜洗净切丁；水煮蛋去壳，切丁。
3. 苹果、黄瓜丁、蛋加入美乃滋拌匀，夹入餐包里即可。

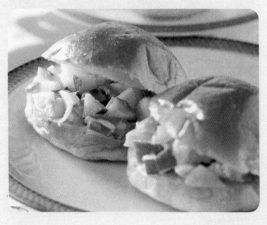

猕猴桃起司吐司

【原材料】

吐司 75 克，猕猴桃 40 克，低脂奶酪 30 克。

【调味料】

美乃滋适量。

做法

1. 美乃滋涂抹在吐司上。
2. 猕猴桃去皮切片，与起司一起夹入奶酪中。
3. 将猕猴桃吐司放入烤箱中烤到表面金黄色即可。

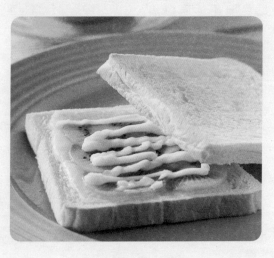

栗子饭

【原材料】
去壳干栗子 20 克（约 6 个），胚芽米 60 克。
【调味料】
盐适量。

做法

①米洗净；栗子洗净泡水，并剥去外层薄膜。

②将栗子放入胚芽米中浸泡约 30 分钟，再置入饭锅中煮熟即可。

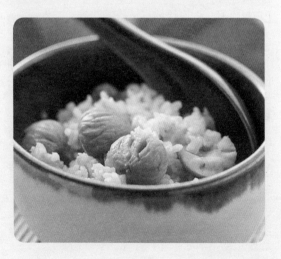

主菜类

　　高血压患者在主菜饮食上应该遵循减少膳食、热量、钠盐摄入的原则，并适量补充优质蛋白，注意补充钙和钾。在主菜饮食方面应以植物性食品为主，动物性食品为辅，并适当增加海产品的摄入。通过对饮食的调理达到平稳和降低血压、降低高血压并发症的可能。

山楂牛肉盅

【原材料】

菠萝 20 克，牛肉 80 克，胡萝卜、竹笋各 10 克，甜椒、洋菇各 5 克，姜末 3 克，山楂 5 克，甘草 2 克。

【调味料】

番茄酱 5 克，树薯粉 4 克，色拉油 5 克。

做 法

❶菠萝洗净切半，挖出果肉，做成容器；菠萝果肉榨汁入锅，加入番茄酱、汤汁，煮成醋汁。

❷山楂、甘草加水 1 杯煮沸，转小火熬煮 30 分钟，滤取汤汁备用；甜椒、洋菇洗净切小块，胡萝卜、竹笋削皮洗净切小块，放入滚水氽烫备用。

❸牛肉沾淀粉入锅炸熟，加入醋汁搅拌备用。

❹另起油锅，加入姜末、胡萝卜、甜椒、洋菇、竹笋拌炒，倒入醋汁、牛肉拌炒，装入菠萝盅即可。

红糟牛肉煲

【原材料】
牛肉片 80 克，红糟 5 克，胡萝卜片 10 克，西洋芹 10 克。

【调味料】
色拉油 5 克，姜末 10 克，红砂糖 5 克。

做法

❶ 胡萝卜、西洋芹放入滚水汆烫，取出备用。

❷ 起油锅，放入姜末爆香，倒入红糟、红砂糖炒香。

❸ 放入牛肉片略炒熟，加入 1/4 杯水，转小火煮至收汁，搭配胡萝卜、西洋芹即可食用。

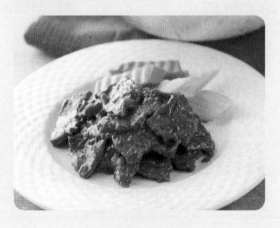

梅汁鸡

【原材料】

鸡腿 90 克，酸梅、葱、话梅各 5 克，姜 10 克，八角 1 克，甘草 1 克，陈皮丝 2 克。

【调味料】

酱油 3 克，红砂糖、油米酒各 5 克，冰糖 10 克，五香粉适量。

做 法

1. 鸡腿洗净，用纸巾擦干，加入姜、酱油浸泡 10 分钟，入油锅炸至两面金黄色，取出备用；八角、陈皮丝、甘草放入纱布袋备用。

2. 油锅爆香葱、姜，转中小火，加水、米酒、红砂糖、冰糖、五香粉烹煮 40 分钟，滤汤汁备用。

3. 将鸡腿、酸梅、话梅、冰糖、汤汁、纱布袋放入蒸碗，加水后盖上保鲜膜，入蒸笼煮熟即可。

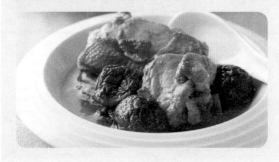

药膳鸡腿

【原材料】
鸡腿 100 克，猕猴桃 80 克，红枣 5 克，当归 2 克。
【调味料】
米酒 10 克，无盐酱油适量。

做法

1. 红枣、当归放入碗，倒入米酒，浸泡 3 小时。
2. 鸡腿用酱油擦匀，放置 5 分钟，入油锅炸至两面呈金黄色，取出、切块。
3. 鸡腿块放入锅，倒入做法①，转中火煮 15 分钟，取出装盘。
4. 猕猴桃洗净、削皮、切片、摆饰即可食用。

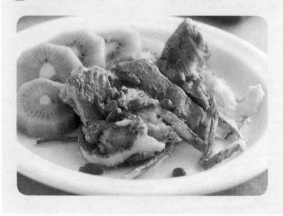

红麴烧鸡

【原材料】
鸡腿 100 克，红麴 15 克。

【调味料】
盐 3 克。

做 法

1. 鸡腿洗净、切块、脱油备用。
2. 鸡油脂放入锅，转小火待热后，放入红麴炒香，加入鸡腿拌炒。
3. 加入少许水，以大火煮沸，转小火慢炖 15 分钟即可食用。

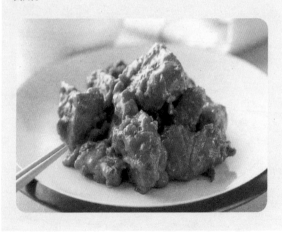

晶莹醉鸡

【原材料】

鸡腿 100 克，胡萝卜片、西洋芹片、枸杞各 10 克，高丽参、川芎、红枣白话梅、姜片、当归各 5 克，棉线适量。

【调味料】

黄酒 60 克，米酒 60 克，香油 1 克。

做法

1️⃣ 药材入锅，加水，中火煮沸，转小火煮 10 分钟，滤汁、待凉备用；鸡腿去骨洗净，用棉线捆紧。

2️⃣ 姜片入锅，加水，转中火煮沸，放入鸡腿，以小火焖煮 5 分钟，取出鸡腿，待凉备用；汤汁、米酒、黄酒倒入锅，加鸡腿拌匀，置冰箱冷藏 1 天。

3️⃣ 西洋芹片、胡萝卜片，氽烫至熟，加香油拌匀。鸡腿切片，加入西洋芹片、胡萝卜丁即可。

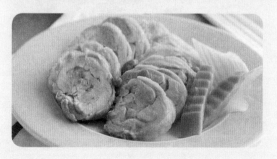

冰糖鸡肝

【原材料】

鸡肝 80 克,绿花椰菜 100 克。

【调味料】

无盐酱油 2 克,冰糖 20 克。

做 法

1. 绿花椰菜、鸡肝洗净,放入滚水汆烫,沥干水分备用。

2. 无盐酱油、冰糖放入锅,转中火熬成汤汁。

3. 加入鸡肝,转小火煮至汤汁收干,取出待凉、切片装盘,放入绿花椰菜即可食用。

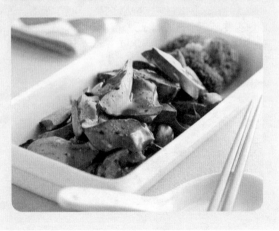

腐香排骨

【原材料】

小排骨 120 克，青葱 5 克，酒糟豆腐乳 3 克，姜片 3 克，八角 1 克，党参 1 克，黄芪 1 克。

【调味料】

无盐酱油 3 克，米酒、色拉油、淀粉、冰糖各 5 克。

做 法

1. 小排骨洗净，加酱油腌 10 分钟，擦干，入油锅炸熟；青葱洗净切段；淀粉加 20 毫升水拌匀。
2. 党参、黄芪、八角入锅，加水，小火煮 20 分钟。
3. 加腐乳、酱油、米酒、冰糖、姜片，小火煮沸。
4. 在蒸锅底铺上葱段，加入排骨，倒入做法③，放入蒸笼煮 1 小时。
5. 倒出汤汁，淀粉水勾芡，淋在小排骨即可。

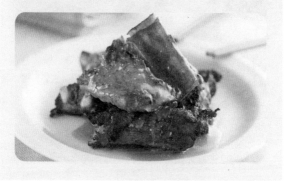

姜泥猪肉

【原材料】
猪后腿瘦肉 80 克，生姜 10 克。
【调味料】
醋 5 克，无盐酱油 5 克。

做法

① 猪后腿瘦肉洗净，放入滚水煮沸，转小火煮 15 分钟，再浸泡 15 分钟。

② 猪后腿瘦肉取出，用冰水冲凉备用。

③ 生姜去皮、磨成泥状，加入无盐酱油、醋拌匀，即成酱汁。

④ 猪后腿瘦肉切片摆盘，淋上酱汁即可。

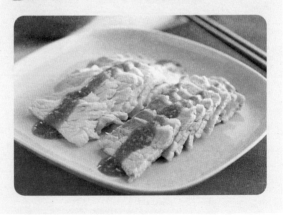

胡萝卜炒肉丝

【原材料】

胡萝卜 300 克，猪肉 300 克。

【调味料】

料酒 10 克，盐 5 克，味精 3 克，酱油 5 克，葱花 5 克，姜末 5 克，白糖适量。

做法

1. 胡萝卜洗净，去皮切丝；猪肉洗净切丝。
2. 锅烧热，下肉丝炒香，再调入料酒、酱油、味精、盐、白糖，加入葱花和姜末，炒至肉熟。
3. 再加入胡萝卜丝炒至入味即可。

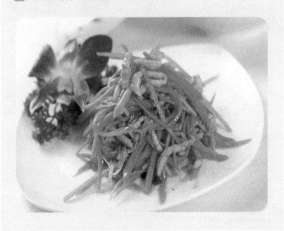

苦瓜镶肉

【原材料】

苦瓜 30 克，肉 35 克，木耳、胡萝卜各 10 克，蛋清适量。

【调味料】

盐适量，胡椒粉 2 克。

做 法

❶苦瓜洗净，切段后挖空；胡萝卜洗净切末；木耳洗净，切末。

❷胡萝卜末、木耳末、肉、植物油、盐、胡椒粉、蛋清放入碗中，搅拌均匀。

❸将拌匀的馅填入苦瓜中，再放在蒸盘上，入蒸锅开中火蒸熟即可。

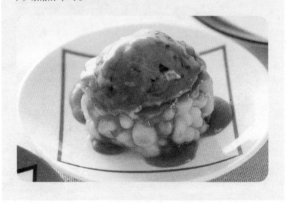

山药鲑鱼

【原材料】
鲑鱼 80 克，山药 20 克，胡萝卜 10 克，海带 10 克，芹菜末 15 克。
【调味料】
盐 5 克。

做法

1 鲑鱼洗净、切块；山药、胡萝卜削皮、洗净、切小丁；海带洗净、切小片备用。

2 山药丁、胡萝卜丁、海带片放入锅，加入 3 碗水煮沸，转中火熬成 1 碗水。

3 加入鲑鱼块煮熟，撒上芹菜末即可食用。

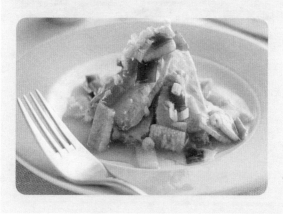

美乃滋烤鱼

【原材料】
鳕鱼肉 60 克，蘑菇 15 克，小番茄 20 克。

【调味料】
盐 3 克。

做法

❶ 小番茄洗净；蘑菇洗净、切成 4 等分；鳕鱼肉洗净备用。

❷ 鳕鱼、蘑菇、小番茄放入铁盘，置入箱烤 10 分钟。

❸ 鳕鱼淋上美乃滋，再入烤箱里烤 1 分钟，取出装盘即可食用。

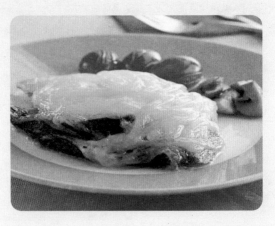

茄汁炸鱼

【原材料】

鳕鱼 60 克，洋葱 10 克，甜椒 10 克，青椒 10 克，蒜头 2 克，淀粉 5 克。

【调味料】

番茄酱 8 克，米酒 5 克，香醋 5 克，红砂糖 10 克。

做 法

❶洋葱、甜椒、青椒洗净、切小块；大蒜剥皮、拍碎；淀粉加水调匀备用。

❷鳕鱼洗净、切小块，沾上薄薄的淀粉，入油锅炸至两面呈金黄色即可捞起。

❸起油锅，加入大蒜、洋葱、青椒、甜椒拌炒，倒入米酒、番茄酱、香醋、红砂糖，放入淀粉水勾芡，再把炸鱼放入拌炒即可食用。

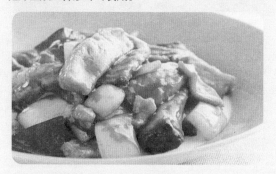

土豆琵琶虾

【原材料】

土豆 300 克，虾 200 克，面包糠 50 克，鸡蛋 1 个。

【调味料】

盐 3 克，番茄酱 8 克，胡椒粉 1 克。

做 法

❶土豆去皮洗净，加水煮熟，捞出切片；鸡蛋打散备用。

❷将虾洗净，加盐、胡椒粉稍腌入味，裹上蛋液，拍上面包糠。

❸将虾入锅炸熟后捞出，土豆炸脆，一起装盘，淋入番茄酱即可。

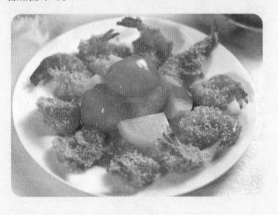

虾米萝卜丝

【原材料】
虾米 50 克，白萝卜 350 克，红椒 1 个。

【调味料】
姜 1 块，料酒 10 克，盐 5 克，鸡精 2 克。

做 法

1. 将虾米泡涨；萝卜、生姜洗净切丝；红椒洗净切小片待用。
2. 炒锅置火上，加水烧开，把萝卜丝焯水，倒入漏勺滤干水。
3. 炒锅上火加入色拉油，下萝卜丝、红椒片、虾米，放入调味料炒匀出锅装盘即可。

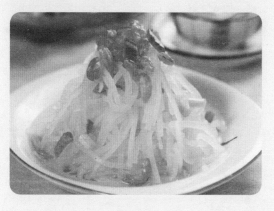

五彩虾仁

【原材料】
虾仁 45 克，香菇、荸荠各 20 克，豆干 25 克，毛豆 10 克，笋 30 克，蛋 50 克。
【调味料】
盐、料酒各适量。

做法

1 竹笋、荸荠、豆干洗净，切丁，焯水；香菇洗净切末，毛豆洗净。

2 虾仁去泥肠，洗净，用少许的盐、料酒腌 10 分钟；将蛋煎成蛋皮备用。

3 锅中放少量油，爆香香菇末，放入虾仁，快炒至八分熟，加入竹笋、荸荠、豆干、毛豆和蛋皮，炒至原材料熟，调味后，起锅即可。

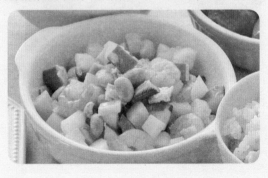

蒜香蒸虾

【原材料】
草虾 60 克，蒜末 5 克，枸杞 5 克，白芍 10 克，熟地黄 2 克。

【调味料】
鱼露 5 克，冰糖 10 克，米酒 5 克，色拉油适量。

做 法

① 白芍、熟地黄放入碗，加入 1/2 碗水，放入电锅焖煮，滤取汤汁备用。

② 草虾去除虾脚，洗净，由头部剪开，尾巴不能剪断，去除肠泥，洗净，装盘备用。

③ 热油锅，转小火，放入蒜末炒至微黄，加入汤汁、米酒、鱼露、冰糖、枸杞煮沸，淋入草虾上面，放入蒸笼，煮 5~6 分钟即可食用。

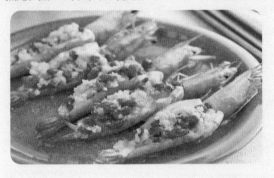

香苹虾球

【原材料】

草虾仁 60 克，五爪苹果 50 克，枸杞 10 克，炸油适量，淀粉 30 克，蛋白 10 克。

【调味料】

色拉酱 5 克。

做法

1. 枸杞洗净，加 1/4 碗水，放入电锅焖煮、取出待凉，滤取汤汁。
2. 草虾仁去肠泥、背部剖开、洗净、用纸巾吸取水分，加入蛋白、淀粉拌匀备用。
3. 热油锅，放草虾，炸约 2 分钟捞出，即成虾球。
4. 苹果削皮洗净，切丁入碗，加虾球拌匀装盘。
5. 枸杞汤汁及色拉酱拌匀，倒入小碟子，食用时蘸取即成。

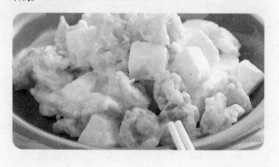

枸杞竹荪蟹

【原材料】

竹荪 30 克，青蟹一只或 60 克，枸杞 5 克。

【调味料】

米酒 5 克，蒜头 3 克。

做法

❶竹荪洗净，泡水去膜，放入滚水汆烫、取出、沥干；蒜头去膜切碎、炒黄备用。

❷青蟹洗净装盘，放入竹荪、蒜头碎，加入枸杞，倒入米酒。

❸放入蒸笼，转大火蒸 15 分钟即可食用。

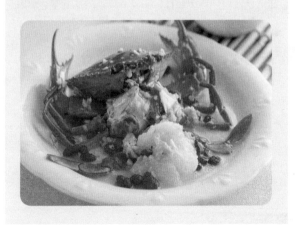

双色蛤蛎

【原材料】

白萝卜球 30 克，胡萝卜球 30 克，文蛤 25 克，芹菜末 10 克，肉苁蓉 3 克，当归 2 克。

【调味料】

淀粉 5 克。

做法

1. 胡萝卜球、白萝卜球，放入滚水煮熟；淀粉加 20 毫升水拌匀备用；文蛤洗净，放入蒸笼，转中火蒸 10 分钟，取出蛤肉、汤汁备用。

2. 肉苁蓉、当归加 200 毫升水，放入蒸锅煮 35 分钟，滤取汤汁，即成中药汁；胡萝卜球、白萝卜球、蛤肉汁、1/4 碗水，用小火焖煮 3 分钟，加入淀粉水勾芡。

3. 放入蛤肉及芹菜末，中药汁拌匀即可食用。

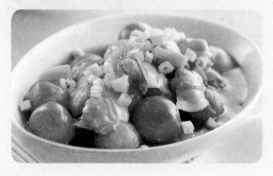

酒醋拌花枝

【原材料】

花枝 60 克，小黄瓜 20 克，紫菜丝 0.5 克，洋葱丝 40 克，葱末 2 克，丁香 2 支。

【调味料】

白酒 10 克，香醋 10 克，橄榄油 2 克。

做法

❶ 花枝洗净、切小片，放入滚水汆烫、取出待凉；小黄瓜洗净、切圆片。

❷ 洋葱丝、白酒、丁香放入锅，转小火煮沸、待凉，加入香醋、橄榄油拌匀，调成油醋汁。

❸ 花枝、小黄瓜、葱末、油醋汁拌匀，装盘撒上紫菜丝即可食用。

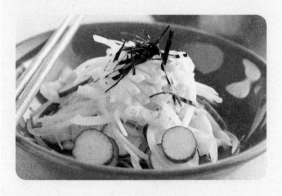

茄子炖土豆

【原材料】

茄子 150 克，土豆 200 克，青辣椒 20 克，红辣椒 20 克。

【调味料】

葱 5 克，盐 3 克，鸡精 3 克。

做法

① 土豆去皮洗净切块；茄子洗净切滚刀块；青、红辣椒洗净切丁；葱洗净切花。

② 净锅上火，倒入油，油热后入葱花煸炒出香味，放入土豆、茄子翻炒，加盐，放高汤用大火煮 30 分钟。

③ 将土豆、茄子煮软后用勺压成泥，加入鸡精，出锅撒入青、红椒丁即可。

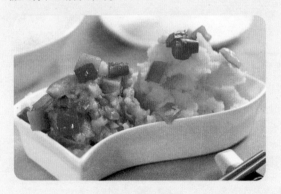

莲子干贝烩冬瓜

【原材料】

干莲子 20 克，冬瓜 500 克，干贝 100 克。

【调味料】

盐 5 克，香油 5 克，水淀粉适量。

做法

❶干莲子泡水 10 分钟，用电锅蒸熟后取出；冬瓜去皮去子洗净后切片；干贝洗净蒸熟。

❷锅内倒入清水，放入干贝和莲子煮沸后转中火，再放入冬瓜片拌炒片刻，盖上锅盖续煮 5 分钟，加入盐、香油炒匀，最后加入调匀的水淀粉勾芡即可。

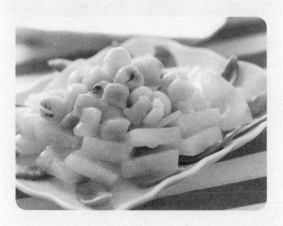

琥珀冬瓜

【原材料】

冬瓜 200 克，核桃仁 100 克。

【调味料】

白糖、冰糖、熟猪油、糖色各适量。

做法

❶冬瓜洗净，削皮去瓤，切成 4 厘米长、1 厘米厚的菱形片；核桃切片备用。

❷锅置火上，倒入熟猪油烧至三成热，放入清水、白糖、冰糖、糖色烧沸，再放入冬瓜片，用旺火烧约 10 分钟，用小火慢慢收稠糖汁。

❸待冬瓜缩小，呈琥珀色时，撒入核桃仁片，装入盘内即可。

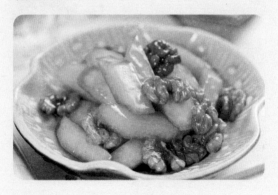

酿冬瓜

【原材料】

冬瓜 500 克，冬菇、冬笋各 50 克，豆腐 1 块。

【调味料】

味精、盐各 3 克，淀粉 15 克，香油、姜末各 5 克。

做法

❶冬瓜去皮、瓤，洗净切成块，放开水锅内煮至六成熟时捞出，沥去水分。

❷豆腐压碎放在碗里；冬菇洗净，冬笋去皮洗净，均切成末，放豆腐泥里，加调味料拌成馅。

❸冬瓜块切片，把馅夹在冬瓜片里，摆放在碗中，加入汤、盐、味精，上笼蒸 10 分钟后取出，扣在盘内；把汤烧沸，勾芡，浇在冬瓜上即成。

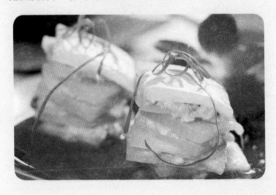

干贝黄瓜盅

【原材料】

黄瓜 150 克，新鲜干贝 100 克，生地 10 克，芦根 10 克，枸杞 5 克。

【调味料】

盐、淀粉各适量。

做法

1️⃣ 生地和芦根放入棉布袋与清水倒入锅中，以小火煮沸，约 3 分钟后关火，滤取药汁。

2️⃣ 黄瓜去皮洗净，切小段，挖除每个黄瓜中心的子，并塞入 1 个干贝，摆入盘中。

3️⃣ 枸杞撒在黄瓜上面，放入电锅内蒸熟，或是放置在蒸笼上以大火蒸 10 分钟。

4️⃣ 药汁加热，沸腾时调淀粉水勾芡，调入盐，趁热均匀淋在蒸好的黄瓜干贝盅上面即可食用。

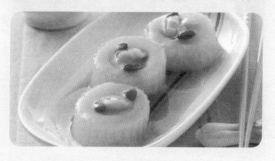

芹菜炒香菇

【原材料】
芹菜 400 克，水发香菇 50 克。

【调味料】
食盐、干淀粉、酱油、味精、菜油各适量，醋 5 克。

做 法

1️⃣芹菜去叶、根，洗净剖开，切成段待用；香菇洗净切片。

2️⃣盐、醋、味精、淀粉混合后装在碗里，加水约 50 毫升兑成芡汁待用。

3️⃣炒锅烧热，倒入菜油 30 克，油烧至无泡沫、冒青烟时，入芹菜煸炒 2~3 分钟，投入香菇片迅速炒匀，再加入酱油稍炒，淋入芡汁速炒，起锅即成。

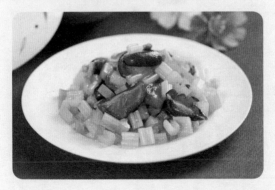

西蓝花冬笋

【原材料】

西蓝花 250 克，冬笋 200 克。

【调味料】

盐 3 克，味精 2 克。

做法

1. 西蓝花洗净后，掰成小朵；冬笋洗净切成块。
2. 锅中加水烧开，下入冬笋块焯去异味后，捞出。
3. 锅置火上，油烧热，下入冬笋、西蓝花、调味料，炒至入味即可。

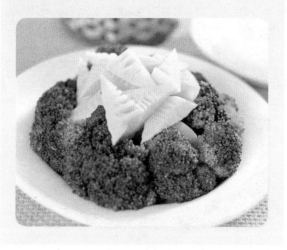

副菜类

高血压患者在副菜类饮食上应适当多吃一些润燥、降压的食物。比如豆腐、花椰菜、红豆、玉米、山药、秋葵、花枝、魔芋等，这些食物含有丰富的钾离子，可以对抗钠离子对血压升高的作用，同时也起到补中益气、生津润燥的作用，长期食用可以有效地降低血压。

三杯豆腐

【原材料】
九层塔 100 克，传统豆腐 220 克。

【调味料】
低盐酱油 5 克。

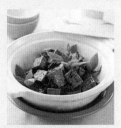

做法

1. 九层塔挑取嫩叶、洗净；传统豆腐洗净、切方块备用。

2. 起油锅，放入豆腐炸至两面酥黄，捞起沥干，放置另一个锅。

3. 加入 2 碗水、低盐酱油，转大火煮沸，再转小火煮至水分收干。

4. 加入九层塔拌匀即可食用。

陈丝双脍

【原材料】

猪里脊肉 60 克，青葱 5 克，陈皮 5 克，辣椒 2 克。

【调味料】

淀粉 5 克，冰糖 10 克，米酒 5 克，油 5 克。

做 法

❶青葱洗净、切丝；辣椒去子、切成丝状；淀粉加 20 毫升水调匀。

❷陈皮用温水泡 10 分钟、切丝；猪里脊肉洗净、切丝。

❸猪肉丝加入米酒、淀粉拌匀，放入油搅匀。

❹起油锅，转中火，放入猪肉丝拌炒略熟。

❺加入冰糖、陈皮丝炒匀，倒入淀粉水勾薄芡。起锅前撒下葱丝、辣椒丝即成。

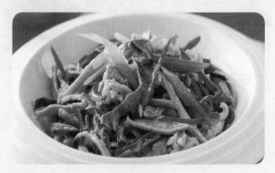

麻酱牛蒡

【原材料】

牛蒡 80 克，芝麻 5 克，辣椒丝 10 克。

【调味料】

芝麻酱 5 克，香醋 5 克，无盐酱油 3 克，蒜末 5 克，红砂糖 5 克。

做 法

❶ 牛蒡削皮洗净、切丝（注：牛蒡泡水时，颜色会变成墨绿色，泡盐水则是变浅黄色）。

❷ 煮锅加水滚沸，放入牛蒡丝（水要盖过牛蒡）煮 6 分钟，捞起、沥干水分。

❸ 调味料放入碗拌匀，牛蒡丝放入盘，撒上辣椒丝、调味料、炒好的芝麻即可食用。

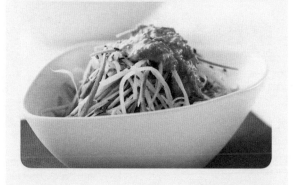

醋渍大豆

【原材料】
黄豆 40 克。

【调味料】
红砂糖 10 克，白醋 5 克。

做 法

1️⃣ 黄豆洗净、泡水 8 小时备用。

2️⃣ 黄豆放入锅，移入蒸笼，转中火蒸 1 小时。

3️⃣ 红砂糖、半碗水放入锅，转中火煮滚，放入黄豆，待水快收干，再加入醋即可食用。

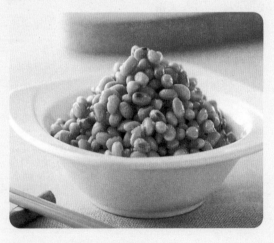

彩蔬肉片

【原材料】
莲子20克，小黄瓜20克，香菇10克，甜椒10克，肉片20克，胡萝卜10克，蒜仁适量。

【调味料】
橄榄油10克。

做法

1️⃣ 莲子放入碗，泡水2小时，移入蒸锅煮熟；淀粉加20毫升水拌匀；小黄瓜、香菇洗净、切片；甜椒去子、洗净、切片；胡萝卜削皮、洗净、切片。

2️⃣ 小黄瓜、香菇、甜椒、胡萝卜、肉片放入滚水氽烫至熟备用；起油锅，放入蒜仁、香菇爆香，加入全部材料拌炒。

3️⃣ 起锅前，放入淀粉水勾芡即可食用。

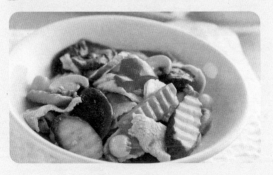

凉拌苹果花豆

【原材料】
苹果 100 克，花豆 120 克。

【调味料】
红砂糖 15 克，柠檬汁 3 克。

做 法

❶花豆泡水 8 小时，放入滚水煮熟，捞起沥干备用。

❷苹果削皮、洗净、切丁，放入 500 毫升水，倒入柠檬汁备用。

❸苹果丁捞起放入锅，加入花豆、红砂糖拌匀即可食用。

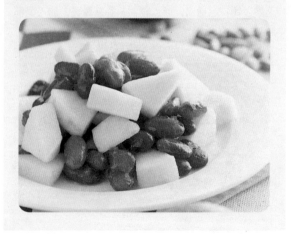

玉米笋炒山药

【原材料】

山药 35 克，胡萝卜 20 克，秋葵 35 克，玉米笋 20 克，红枣 5 克。

【调味料】

味精 5 克。

做法

❶山药削皮、洗净、切片；秋葵、玉米笋洗净、斜切；胡萝卜削皮、切片。

❷山药、胡萝卜、秋葵、玉米笋放入滚水煮熟，捞起备用。

❸红枣洗净、去子，放入滚水煮 15 分钟，捞起、沥干备用。

❹起油锅，放入秋葵、玉米笋、胡萝卜拌炒，再加山药片及红枣拌匀即可食用。

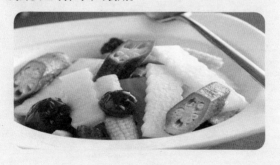

秋葵拌花枝

【原材料】
秋葵 20 克，花枝 25 克，洋葱 10 克，辣椒 5 克。
【调味料】
醋 10 克，味精 5 克。

做法

❶ 花枝洗净、剥皮、切丝，放入滚水氽烫、捞起、泡冷水备用。

❷ 洋葱洗净、剥皮、切丝；秋葵洗净、切小片；辣椒洗净、切丝。

❸ 醋、味精、洋葱丝放入碗拌匀，加入花枝与秋葵即可食用。

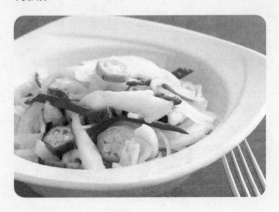

凉拌马齿苋

【原材料】
马齿苋 300 克。

【调味料】
盐 3 克，味精、糖各 4 克，蒜蓉、麻油各少许。

做法

① 马齿苋去根洗净。

② 将马齿苋焯水后冲凉装盘。

③ 加盐、味精、糖、蒜蓉、麻油拌匀即可。

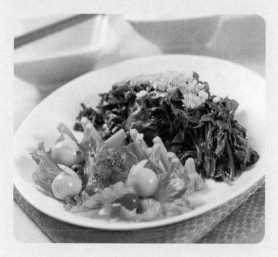

芹菜炒花生米

【原材料】
花生米 200 克, 芹菜 50 克, 胡萝卜 50 克。

【调味料】
茄汁 10 克, 盐 3 克, 味精 2 克, 糖 3 克。

做法

① 芹菜去叶, 洗净切丁, 下入锅中焯水后捞出, 沥干水分; 胡萝卜洗净切丁。

② 花生米洗净, 放入油锅中, 加入盐、味精、白糖, 再下芹菜丁、胡萝卜丁一起炒入味。

③ 盛出装盘, 加茄汁拌匀即可。

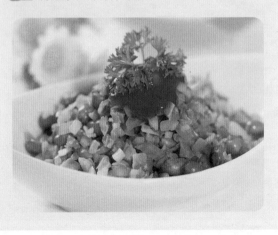

海蜇拌土豆丝

【原材料】
海蜇 100 克,土豆 200 克。

【调味料】
盐 5 克,醋 4 克,味精 3 克,酱油 5 克,辣椒油 3 克,姜 10 克,葱 10 克。

做法

①海蜇洗净切细丝;土豆去皮洗净切丝;姜洗净切丝;葱洗净切细丝。

②海蜇、土豆入沸水中烫至熟,捞出。

③土豆与海蜇加所有调味料一起拌匀即可。

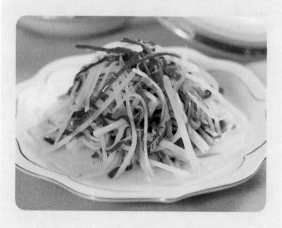

百合蔬菜

【原材料】

豌豆夹 15 克，新鲜香菇 10 克，白木耳 10 克，青椒 10 克，红椒 10 克，百合 30 克。

【调味料】

低钠盐 0.5 克，淀粉 4 克。

做 法

① 百合剥片，洗净；白木耳泡水至软，洗净、摘除老蒂，放入滚水氽烫，捞起沥干。

② 豌豆夹摘除头部、洗净；红椒洗净，切成条状；淀粉加水调匀备用。

③ 新鲜香菇洗净，切粗条，氽烫，捞起沥干。

④ 起油锅，放入百合炒至透明，加入香菇、白木耳拌炒，再加盐、豌豆、红椒快炒，放入淀粉水勾薄芡即可食用。

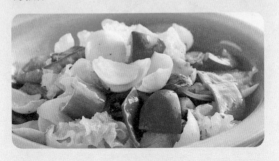

五彩缤纷什蔬

【原材料】

红椒、黄椒各 50 克，洋葱 80 克，西蓝花 250 克，金针 60 克，鲍鱼菇、金针菇各 100 克，木耳 50 克，玉米笋 60 克。

【调味料】

蒜片 30 克，姜丝、盐各适量。

做法

1. 先将洋葱、西蓝花、金针、金针菇、红椒、黄椒、鲍鱼菇、玉米笋和木耳洗净切好；油锅爆香姜丝，再入洋葱、西蓝花、金针、鲍鱼菇、玉米笋、木耳，加少许水焖一下。

2. 随即下入金针菇、蒜片、红椒、黄椒拌炒一下，最后加点盐即可。

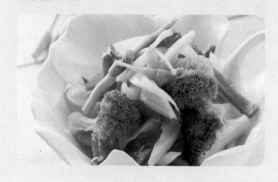

苹果鸡丁

【原材料】
鸡胸肉 150 克，洋葱 30 克，苹果 80 克，青椒 20 克。

【调味料】
盐少许。

做 法

1. 鸡胸肉洗净，剁丁，过油；洋葱、青椒洗净，切丁（同鸡胸肉大小）备用。

2. 苹果洗净，带皮切丁，泡盐水，备用。

3. 起油锅，将洋葱、青椒爆香后，加入鸡胸肉和盐拌炒，起锅前放入苹果拌炒匀，即可食用。

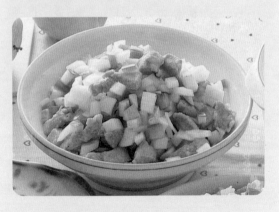

豆乳碗蒸

【原材料】

嫩豆腐 80 克，干贝 15 克，鸡蛋 30 克，草菇 5 克。

【调味料】

白胡椒粉 1 克，米酒 5 克，牛乳 40 克，淀粉少许。

做 法

1. 嫩豆腐打碎，用纱布沥干水分；草菇洗净、切碎；干贝放入碗，加 1/3 碗水、米酒，移入蒸锅，转中火蒸 30 分钟取出，留下汤汁。

2. 草菇、干贝汁、盐、胡椒粉入锅，转中火待滚，加淀粉水勾芡，即成酱汁。干贝剥细丝，加豆腐、鸡蛋、白胡椒粉、牛奶、淀粉拌匀。

3. 移入蒸锅蒸 5 分钟，食用时淋上酱汁即可食用。

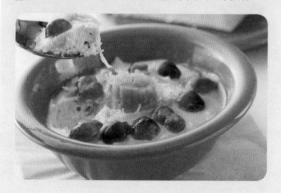

柠檬白菜

【原材料】
山东白菜 80 克，海带芽 10 克，柠檬 5 克，辣椒 2 克。

【调味料】
淀粉 5 克。

做法

❶ 辣椒去子、切细丝；柠檬洗净、削皮、切丝；淀粉加 20 毫升水拌匀。

❷ 海带芽、白菜洗净，放入滚水氽烫至熟、捞起、沥干。

❸ 起油锅，放入白菜、海带芽、辣椒丝及适量水炒匀。加入柠檬丝，倒入淀粉水勾芡即可食用。

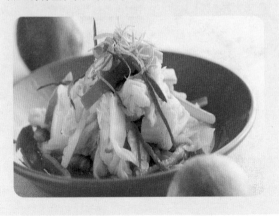

蛋炒竹笋丁

【原材料】
春笋 150 克，鸡蛋 4 个。

【调味料】
麻油 5 克，盐 4 克，味精 1 克，葱 50 克。

做法

1. 春笋洗净切丁；葱洗净切段；鸡蛋先磕入碗内打散。

2. 炒锅置火上，放油烧热，投入笋丁煸炒数下，出锅凉凉，然后与葱段一起放入蛋液中搅匀。

3. 之后倒入锅内搅炒，待蛋液裹满笋丁，加入盐、味精和麻油翻炒均匀，盛入盘内即成。

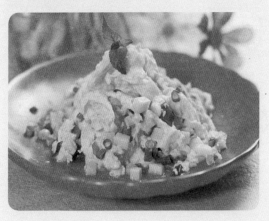

五味魔芋

【原材料】

蒜头 10 克，魔芋 60 克，番茄 20 克。

【调味料】

酱油膏 2 克，香醋 5 克，糖 5 克。

做 法

❶蒜头洗净、去皮、切末；番茄洗净、切末备用。

❷魔芋洗净、切小块，放人滚水汆烫、捞起、泡冰水备用。

❸魔芋放入锅，加入蒜末、番茄末、酱油膏、香醋、糖拌匀即可食用。

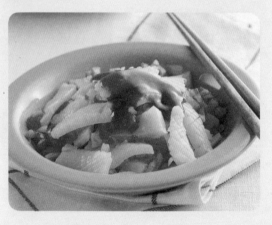

蔬菜肉卷

【原材料】

瘦肉片 40 克，小黄瓜、胡萝卜各 20 克，绿葱、莴苣、豆芽各 10 克，海带 15 克，柴鱼片 5 克。

【调味料】

无盐酱油 5 克。

做法

① 柴鱼片、海带放入锅，加入 4 碗水，转中火煮剩 1 碗水，倒入无盐酱油，成为酱汁备用。

② 瘦肉片放入滚水汆烫至熟，倒入冷水浸泡 2 分钟、捞起、沥干水分；莴苣、葱、胡萝卜、小黄瓜洗净、切丝，泡水沥干；绿豆芽洗净、放入滚水汆烫、捞起冲水备用。

③ 瘦肉片摊平，放入以上材料卷起，食用时蘸用酱汁即可。

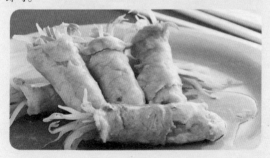

双味肠粉

【原材料】
虾仁 20 克，韭菜 80 克，猪肉丝 40 克，香菜 10 克，河粉 100 克，红枣 2 克，枸杞 3 克，熟地黄 5 克。
【调味料】
米酒、淀粉各 5 克，甜辣酱、无盐酱油各 3 克。

做法

① 药材入碗加水，移入蒸锅，中火蒸 30 分钟，制成药汁；虾仁去肠泥，由背部切开，但不切断。

② 韭菜、香菜洗净切段；淀粉加水拌匀。

③ 肉丝、虾仁腌 15 分钟；河粉切成四方形，分别包入猪肉和韭菜、虾仁和韭菜，卷成直筒状，中火蒸 6 分钟；药汁放入锅，加入水淀粉勾芡，淋在粉肠上，撒上香菜即可食用。

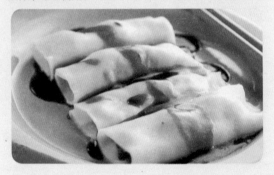

花椰鲜干贝

【原材料】
花椰菜 100 克，新鲜干贝 30 克，红椒 10 克，黄椒 10 克。

【调味料】
油 5 克，酒 2 克，淀粉 4 克。

做法

1. 花椰菜洗净、切小朵；干贝洗净；红椒、黄椒洗净、切块备用。
2. 花椰菜、干贝，放入滚水烫熟；淀粉加 30 毫升水拌匀备用。
3. 起油锅，放入红椒、黄椒、干贝拌炒，再加入少许淀粉水勾芡、装盘。
4. 花椰菜置放盘边装饰（亦可将花椰菜一起加入拌炒）即可食用。

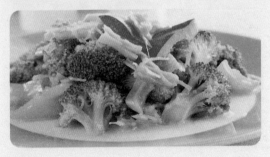

芥末花椰菜

【原材料】

绿花椰菜 100 克。

【调味料】

色拉酱 5 克，全脂鲜乳 10 克，芥末酱 2 克。

做法

1️⃣ 色拉酱、全脂鲜乳、芥末酱放入碗，搅拌均匀，即成酱汁备用。

2️⃣ 绿花椰菜洗净、切小朵，放入滚水，加入盐及少许油，氽烫 1 分钟，取出装盘。

3️⃣ 酱汁淋在花椰菜上即可食用。

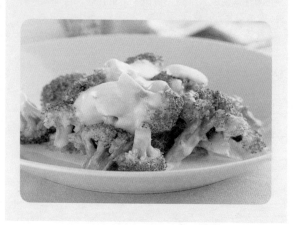

凉拌花椰红豆

【原材料】
花椰菜、洋葱、大红豆各适量。

【调味料】
橄榄油 3 克，柠檬汁少许。

做法

1. 洋葱剥皮、洗净、切丁、泡水备用。
2. 花椰菜切小朵，放入滚水汆烫至熟，捞起、泡冰水备用。
3. 橄榄油、柠檬汁调成酱汁备用。
4. 洋葱沥干放入锅，加入花椰菜、大红豆、酱汁混合拌匀即可食用。

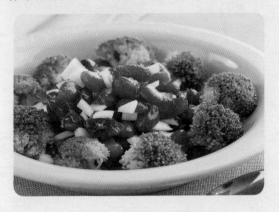

红茄番薯

【原材料】

番薯 150 克，红番茄 60 克。

【调味料】

红砂糖 20 克。

做法

❶番薯洗净、削皮、切块；番茄洗净、切块。

❷番薯放入锅，加入红砂糖，加水盖满材料煮至熟软、待凉。

❸加入红番茄拌匀即可食用。

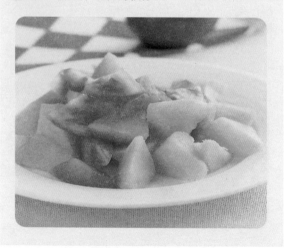

咖喱洋芋

【原材料】
马铃薯 120 克。

【调味料】
色拉油 3 克,香醋 2 克,红砂糖 2 克,咖喱粉少许。

做 法

❶马铃薯削皮、洗净、切条状,泡水备用。

❷起油锅,加入马铃薯、香醋、红砂糖、咖喱粉拌炒。

❸加入少许水焖熟即可食用。

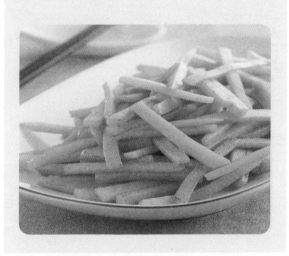

咖喱双菇

【原材料】
洋菇 10 克，新鲜香菇 10 克，马铃薯 30 克，苹果 80 克。

【调味料】
色拉油 5 克，咖喱粉 10 克，黑胡椒粉 2 克，无盐酱油 2 克。

做 法

①洋菇、香菇洗净，放入滚水汆烫、捞起备用。

②马铃薯削皮、洗净、切丁，放入滚水汆烫、捞起备用。

③苹果削皮、切丁、泡水备用。

④起油锅，放入洋菇、香菇、马铃薯丁拌炒，加入咖喱粉、无盐酱油，待汁收干。

⑤放入苹果丁拌匀，食用时撒上黑胡椒粉即成。

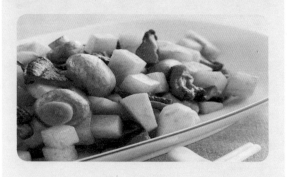

汤品类

汤是餐桌上不可缺少的佳肴，同时，汤以其特有的保健功效，得到了营养学家们的赞许。高血压患者实际上与健康人一样，三大营养物质脂肪、蛋白质和糖的摄入比例要合理。

只要搭配合理、正确饮用，汤水中富含的各种营养物质就可以让身体均衡吸收，从而达到增强身体对疾病的抵抗能力，降低血压。

青木瓜鱼片汤

【原材料】
鱼肉片 80 克，木瓜 60 克，青葱 5 克，姜片 2 克。

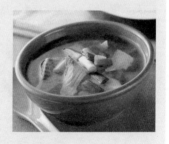

【调味料】
米酒 2 克。

做法

❶ 鱼肉片洗净，青葱洗净、切段。

❷ 木瓜削皮、去子、洗净，切块放入锅，加水盖满材料；以大火煮沸，转小火续煮 20 分钟，再加入米酒。

❸ 放入鱼肉片、青葱段、姜片煮熟即可食用。

竹荪虾丸汤

【原材料】
虾仁 80 克，竹荪 50 克，小白菜 10 克。

【调味料】
淀粉 10 克，高汤 300 克，米酒 3 克。

做法

1. 竹荪泡水，连换 5~6 次的水，直到水呈清澈为止。
2. 虾仁洗净、剁碎，加入盐、米酒、淀粉拌匀，做成虾丸，移入蒸笼，转中火蒸 5 分钟。
3. 竹荪去蒂，切成 3 厘米长段，放入滚水余烫，捞起沥干。
4. 高汤倒入锅，转中火待滚，放入竹荪、小白菜煮沸，加入虾丸续煮 1 分钟即可食用。

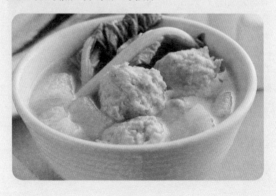

竹荪鸡汤

【原材料】
枸杞 20 克，鸡翅 200 克，竹荪 5 克，香菇 25 克。

【调味料】
盐适量。

做法

❶ 鸡翅洗净剁小块，用热水汆烫，捞起后沥干水分；竹荪用冷水泡软，挑除杂物，洗净后切小段；香菇洗净，备用；枸杞洗净。

❷ 将枸杞、鸡翅、香菇和水放入锅中，用大火煮滚后转小火，炖煮至鸡肉熟烂，放入竹荪，煮约 4 分钟，加盐调味即可。

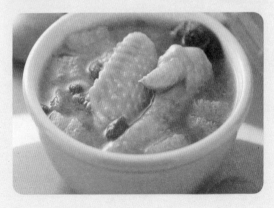

味噌三丝汤

【原材料】
海带卷 10 克，金针菇 15 克，豆干 50 克。

【调味料】
味精适量。

做 法

① 海带卷洗净切丝；金针菇洗净切段；豆干洗净，横刀切半，切薄片；味精加少许水调开。

② 锅中加水，下所有原材料煮熟，最后加上味精搅匀煮滚即可。

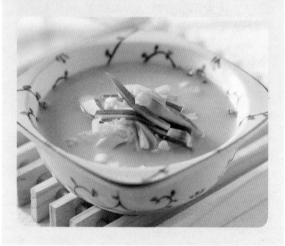

鲤鱼冬瓜汤

【原材料】
茯苓 25 克，红枣 30 克，枸杞 15 克，鲤鱼 450 克，冬瓜 200 克。

【调味料】
盐、姜片各适量。

做法

❶将茯苓、红枣、枸杞洗净，茯苓压碎用棉布袋包起，一起放入锅中备用。

❷鲤鱼洗净，取鱼肉切片；鱼骨切小块，用棉布袋包起备用。

❸冬瓜去皮洗净，切块状，和姜片、鱼骨包在一起放入锅中，加入适量水，用小火煮至冬瓜熟透，放入鱼片，转大火煮滚，加盐调味，再挑除药材包和鱼骨即可。

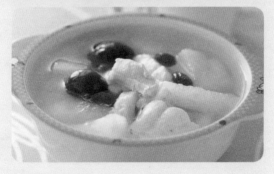

参片莲子汤

【原材料】

人参片 10 克, 红枣 10 克, 莲子 40 克。

【调味料】

冰糖 10 克。

做 法

1. 红枣洗净、去子; 莲子洗净。
2. 莲子、红枣、人参片放入炖盅, 加水盖满材料 (约 11 分满), 移入蒸笼, 转中火蒸煮 1 小时。
3. 加入冰糖续蒸 20 分钟, 取出即可食用。

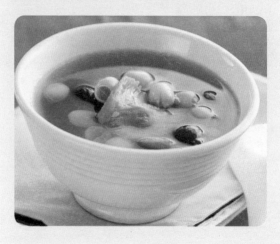

薏仁猪肠汤

【原材料】
薏仁 20 克，猪小肠 120 克。
【调味料】
米酒 5 克。

做法

① 薏仁用热水泡 1 小时；猪小肠放入滚水氽烫至熟、切小段。

② 猪小肠、500 毫升水、薏仁放入锅中煮沸，转中火煮 30 分钟。

③ 食用时，倒入米酒即成。

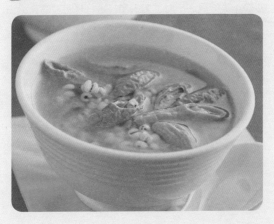

自制大骨高汤

【原材料】

大骨 1000 克，香菇头 30 克，高丽菜 200 克，胡萝卜 200 克，白萝卜 200 克，黄豆芽 100 克，玉米骨 200 克。

【调味料】

醋适量。

做法

1. 大骨洗净、氽烫，漂水 30 分钟。
2. 将香菇头、高丽草、胡萝卜、白萝卜、黄豆芽、玉米骨等材料洗净，沥干水分备用。
3. 取 5 升水，开中火煮滚，加入所有材料。
4. 转小火续煮 3 小时，调入醋，再将材料过滤，留汤即成高汤。

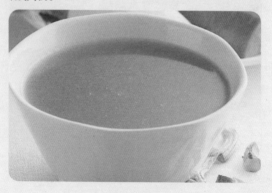

甜品类

在食疗中甜品最为简便，也容易吸收，并且尤其适合于老年高血压患者。选取一些合适的食材，如香蕉、南瓜灯，制作成甜品给高血压患者食用，可以明显降低高血压，达到营养均衡、增强体质的效果。

优酪什锦水果

【原材料】

酸奶（低脂）6 克，苹果丁 30 克，小番茄、莲雾各 50 克，李子 10 克，奶粉 20 克。

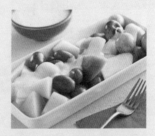

【调味料】

糖 6 克。

做法

1 小番茄、莲雾、李子洗净；将酸奶、糖、奶粉加热水拌匀，再加入苹果丁。

2 倒入杯中，用 50℃发酵箱发酵。

3 发酵完毕后，放入冰箱冷藏。

4 食用时，上面装饰莲雾、小番茄、李子即可。

麦芽香蕉

【原材料】
香蕉 150 克，麦草汁 320 克。
【调味料】
麦芽糖 5 克，蜂蜜 5 克。

做 法

1️⃣ 香蕉去皮、切段。
2️⃣ 麦草汁、蜂蜜、麦芽糖放入碗调匀。
3️⃣ 加入香蕉段即可食用。

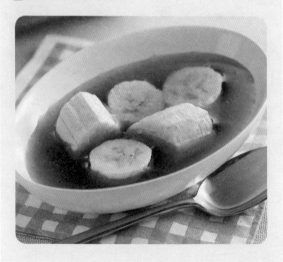

毛丹雪耳

【原材料】
西瓜 20 克，红毛丹 60 克，银耳 5 克。

【调味料】
冰糖 5 克。

做法

1. 银耳泡水，去除蒂头，切小块，放入沸水中焯烫后捞水沥干待用。

2. 西瓜去皮，切小块；红毛丹去皮，去子。

3. 将冰糖和少量水熬成汤汁，待凉。

4. 西瓜、红毛丹、银耳、冰糖水放入碗中，拌匀即可。

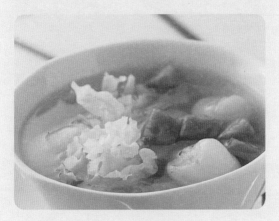

酒酿红枣蛋

【原材料】
鸡蛋 60 克，甜酒酿 10 克，枸杞 5 克，红枣 4 克。
【调味料】
红砂糖 10 克。

做法

1. 鸡蛋放入开水中煮熟，剥去外壳；红枣、枸杞洗净。
2. 红枣、枸杞放入锅中，加入 2 碗水煮沸，转小火煮剩约 1 碗水。
3. 加入鸡蛋、甜酒酿、红砂糖，稍煮入味即可。

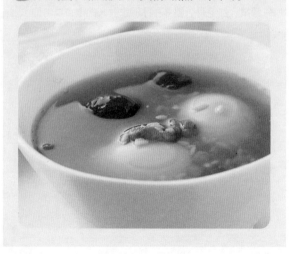

豆奶南瓜球

【原材料】
南瓜 50 克，黑豆 200 克。
【调味料】
糖 10 克。

做 法

① 黑豆洗净、泡水 8 小时，放入榨汁机搅打，倒入锅煮沸。

② 滤取汤汁，即成黑豆浆。

③ 南瓜削皮洗净，用挖球器挖成圆球，放入滚水煮熟，捞起沥干。南瓜球、黑豆浆装杯即可食用。

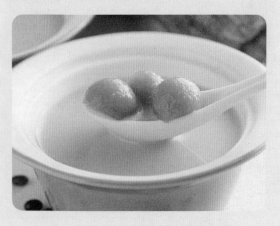

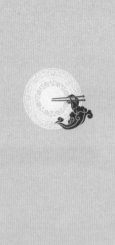